1

国試出題基準　領域別ファイリングノート1

人体の構造と機能のノート

編著：杉本由香

Gakken

はじめに
～ノートをファイリングすることの重要性～

　みなさんのノートは授業中の板書や先生の説明を書き留めるだけのものになってはいませんか？　ちゃんと活用できるノートを作れているでしょうか？

　看護の勉強では非常に多くの専門知識を学びます．さらに，それらは個別の知識ではなく，ちんとむすびつけていかなければなりません．

　そのためには，学んだことを必要なときに効率よく見返せるよう整理された「まとめノート」効果的です．

　そこでおすすめするのは，講義・実習での学び・国試対策すべてがつまった"まとめノート"す．みなさん自身にとっての【最強の資料】となる"まとめノート"を作っていきましょう．

　このノートは，単に講義で板書されたことを清書したものや配布資料を書き写しただけのもではいけません．予習をして，授業を受けて，復習して，自分が学んで理解したことを，どんん足していき，すべてひとまとめにしたノートなのです．

　最上級生から始めても大丈夫！　「まとめノート」の仕組みはカンタンです．

　看護師国家試験出題基準に示されている出題項目あるいは教科書に出てくるキーワードごとまとめてノートを作っていけばよいのです．

　あとから学習して知ったことも次々書き足していけますので，１回作って終わりではなく，んどん充実していくノートになります．

　ノートには自分が学んだことがすべて書かれているわけですから，何度でも見直して確認すことができる【最強の資料】となります．さらに自分が学習した量も目で見ることができます．

　看護師国家試験出題基準に示されている出題項目ごとにノートにまとめるため，ルーズリーで作成することで，実習の事前学習として必要なところを取り出してファイリングしたり，実に携帯して学んだことをすぐに書き足したりできるため，効率的です．

　また，看護師国家試験に向けて，新たにあわててノートまとめをしなくても過去問題や予想題，模擬試験などで学習する場合に，わからなかったところなどを確認する資料として使えますさらにそこでも追加の知識をまとめていけば，これまた国試対策の最強の味方になりますね！

　本ファイリングノートシリーズは，看護師国家試験出題基準の領域別に順次発売となりますで，ぜひそろえてお役立てください．

杉本由

本書の使い方

ルーズリーフで書き込んで・わかりやすく・カンペキに整理！

3つのステップで簡単にまとめる！

Step 1 ### 本ノートの仕組みを理解しましょう

① 本ノートは，「看護師国家試験出題基準」の項目に沿ってそれぞれの見出しを立てています．

② 項目ごとで必ず学んでおく知識について，あらかじめイラスト・図・表および正文での解説を入れて，自分で作りこむ前の「ベースとなるノート」となっています．

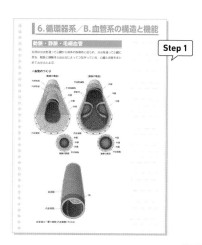

Step 2 ### 予習・復習したことなど，講義や実習で学んだことをノートにどんどん書き込んでいきましょう

① できる限り講義や実習を受けたその日のうちにまとめましょう！

② イラスト・図表には関連の強い内容をどんどん追加！

③ ノート左側の余白に，関連する重要事項等を書き足して充実させていきましょう！

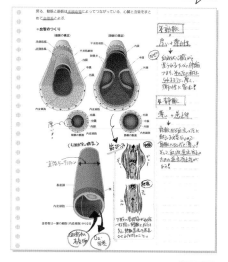

Step 3 ### 看護師国家試験の過去問題などを関連させてまとめましょう

① 本ノートは看護師国家試験出題基準の項目ごとに見出しを立てているので，その内容に関連する過去問題をノート下のスペースにまとめていきます．

② どこに何が書いてあるのかを探しやすくするために，インデックスシールを活用すると検索が容易になります！ 関連領域ごとにまとめていきましょう！

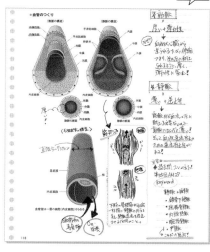

■引用・参考文献

1) 渕本雅昭監：日常生活動作でわかる脳神経系. Nursing Canvas, 8(9)：10-34, 2020.
2) 渕本雅昭監：よくわかる脳神経系. Nursing Canvas, 8(10)：42-62, 2020.
3) 小西敏郎監：解剖生理とフィジカルアセスメント. Nursing Canvas, 3(4)：12-33, 2015.
4) 若林侑起：ニガテ克服！こんなにわかりやすい「水・電解質」のキホン. Nursing Canvas, 9(9)：29-74, 2021.
5) 林太佑：なぜ投与する？何に注意する？ 輸液管理の基本. Nursing Canvas, 7(8)：8-31, 2019.
6) 尾崎比呂美ほか：国試・臨床で必ず役立つ！ よくわかる輸血. Nursing Canvas, 7(12)：50-59, 2019.
7) 赤坂甲治監：授業の理解から入試対策まで よくわかる生物基礎＋生物. 学研プラス, 2016.
8) 解剖生理をひとつひとつわかりやすく. 学研メディカル秀潤社, 2020.
9) 竹田津文俊編著：説明できる病態生理—解剖・疾患・アセスメントにつながる！. 学研メディカル秀潤社, 2019.
10) 竹田津文俊編著：説明できる解剖生理—病態・疾患・アセスメントにつながる！. 学研メディカル秀潤社, 2021.
11) 窪田誠・安部正敏監：骨・筋肉・皮膚イラストレイテッド. 学研メディカル秀潤社, 2011.
12) 藤野智子監，三浦英恵・村田洋章編：Nursing Canvas Book1 基礎と臨床がつながるバイタルサイン. 学研メディカル秀潤社, 2015.
13) 金子仁久編著：透かしてみるとミルミルわかる！ 解剖学. 学研メディカル秀潤社, 2021.
14) 高木永子：看護過程に沿った対症看護 病態生理と看護のポイント 第5版. 学研メディカル秀潤社, 2018.
15) 稲川利光編：整形外科ビジュアルリハビリテーション. 学研メディカル秀潤社, 2021.
16) 稲川利光編：摂食嚥下ビジュアルリハビリテーション. 学研メディカル秀潤社, 2017.
17) 安部正敏編著：イチから学ぶ！ ナースのための皮膚科看護学入門. 学研メディカル秀潤社, 2021.
18) 田口芳雄監：見てできる臨床ケア図鑑 脳神経ビジュアルナーシング. 学研メディカル秀潤社, 2019.
19) 近藤泰児監，畑田みゆき編：見てできる臨床ケア図鑑 呼吸器ビジュアルナーシング. 学研メディカル秀潤社, 2018.
20) 久具宏司監，畑田みゆき編：見てできる臨床ケア図鑑 周産期ビジュアルナーシング. 学研メディカル秀潤社, 2017.
21) 真船健一編：見てできる臨床ケア図鑑 消化器ビジュアルナーシング 改訂第2版. 学研メディカル秀潤社, 2020.
22) 大塚香，半田浩美編：見てできる臨床ケア図鑑 小児看護ビジュアルナーシング. 学研メディカル秀潤社, 2020.
23) 竹尾惠子監：看護技術プラクティス 改訂第4版. 学研メディカル秀潤社, 2019.
24) 平田雅子：[完全版]ベッドサイドを科学する 改訂第4版. 学研メディカル秀潤社, 2021.
25) 竹田津文俊：染色体—構造から異常まで. Nursing Canvas, 2(11)：48-49, 2014.
26) 落合慈之監，石原照夫編：呼吸器疾患ビジュアルブック. 学研メディカル秀潤社, 2012.
27) 落合慈之監，下出真法編：整形外科疾患ビジュアルブック 第2版. 学研メディカル秀潤社, 2018.
28) 落合慈之監，山崎正雄・柴田講編：循環器疾患ビジュアルブック 第2版. 学研メディカル秀潤社, 2017.
29) 落合慈之監，針原康・松橋信行・小西敏郎編：消化器疾患ビジュアルブック 第2版. 学研メディカル秀潤社, 2014.
30) 落合慈之監，稲川利光編：リハビリテーションビジュアルブック 第2版. 学研メディカル秀潤社, 2020.
31) 落合慈之監，森田明夫・吉澤利弘編：脳神経疾患ビジュアルブック. 学研メディカル秀潤社, 2016.
32) 落合慈之・平形明人監，永本敏之ほか編：眼科疾患ビジュアルブック. 学研メディカル秀潤社, 2014.
33) 落合慈之監，渋谷祐子・志賀淑之編：腎・泌尿器疾患ビジュアルブック 第2版. 学研メディカル秀潤社, 2020.
34) 落合慈之監，林道夫・渋谷祐子編：糖尿病・内分泌疾患ビジュアルブック 第2版. 学研メディカル秀潤社, 2018.
35) 落合慈之監，角田肇・針原康編：婦人科・乳腺外科疾患ビジュアルブック 第2版. 学研メディカル秀潤社, 2020.
36) 落合慈之監，中尾一成編：耳鼻咽喉科疾患ビジュアルブック 第2版. 学研メディカル秀潤社, 2020.
37) 杉本由香編著：2022年版 看護師国家試験 予想問題720. 学研メディカル秀潤社, 2021.
38) 杉本由香編著：2022年版 看護師国家試験 過去問題集. 学研メディカル秀潤社, 2021.
39) 杉本由香：ホルモンのことがイラストと解説でよくわかる!!. Nursing Canvas, 4(11)：12-31, 2016.
40) 大橋優美子ほか監：看護学習辞典 第3版. 学研メディカル秀潤社, 2008.
41) 岡田泰伸監，佐久間康夫・岡村康司監訳：ギャノング生理学 原著25版. 丸善出版, 2017.

目次

本書は看護師国家試験出題基準に基づいて構成しています。ただし，学習の流れで，まとめて学ぶべきと考えられる箇所は出題基準の流れとは異なるまとめ方で掲載しています。

人体の構造と機能を学ぶ前に…

人体の構造と機能における解剖学の用語

解剖学では, さまざまな用語で人体の構造と機能をとらえようとするため, 用語を知っておく必要がある.

● **解剖学で使う方向用語**

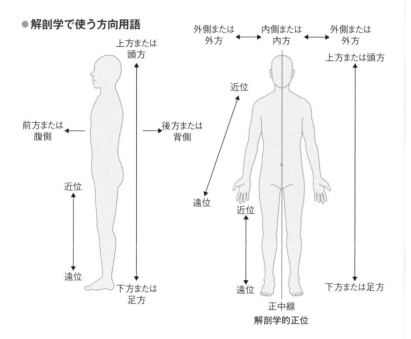

● **解剖学で使う人体を横切る「面」の名称**　● **脳に関する解剖学用語**

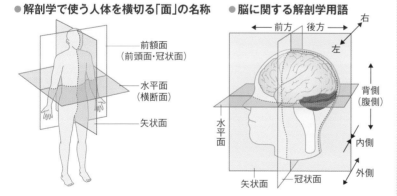

腹部の位置を示す用語

胸部の位置は以下のように示される.

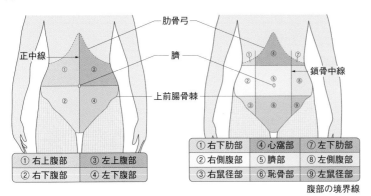

① 右上腹部	③ 左上腹部
② 右下腹部	④ 左下腹部

① 右下肋部	④ 心窩部	⑦ 左下肋部
② 右側腹部	⑤ 臍部	⑧ 左側腹部
③ 右鼠径部	⑥ 恥骨部	⑨ 左鼠径部

腹部の境界線

体内の腔

人体は骨と筋肉による腔というまとまりを単位として，以下のように分けられる.

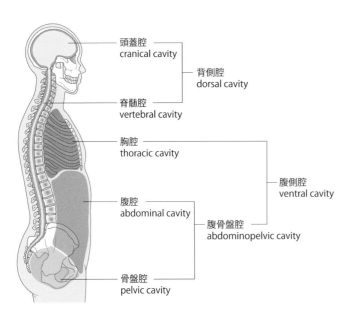

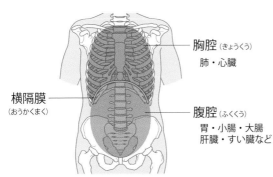

生命活動と生命維持活動

生命活動

- 生物における臓器や組織の細胞が，生命を維持するために生体内で必要な物質を作り出したり，不要な物質を分解したりしている.
  - ➡ これらの反応は化学変化であり，各細胞内で行われており，代謝または物質交代とよばれる.
  - ➡ したがって，生命活動とは，生物の身体（生体）内の各細胞において代謝を行い続けることといえる.

- 代謝が行われ続けるためには，代謝に必要な物質の取り入れやエネルギー（生体内ではATP）も産生され続けられなければならない.

- 代謝を行って古くなった成分や壊れた成分を新しいものに変えていくことで，細胞はどんどん新しいものに入れ替わっていく.

- 一般に用いられている新陳代謝とは，細胞の入れ替わりのことを意味し，皮膚の新陳代謝を「ターンオーバー」ともいう.

> 生命活動＝各細胞において代謝（物質交代＝生体内における
> 化学変化）を行い続けること.
> 代謝にはエネルギー（ATP）が必要である.

- 代謝に必要な物質は，一部は体内で合成できるものの，多くの物質は食事を摂取することで取り込まれる.

- 代謝に必要なエネルギー（ATP）産生が効率よく行われるためには，酸素が必要である.

- からだに必要な成分を作り出す代謝は，睡眠中に行われる.

生命維持活動

- 生命維持活動とは，生物が生きるために必要な，食事や睡眠などの行為や，各細胞に血液を送るための心臓の拍動，酸素を取り入れるための呼吸，ATP産生や行為を行うための筋収縮，摂取した食物を分解して代謝に必要な物質に変える消化，代謝の結果生じた不要な老廃物の排泄，代謝を安定させるための体温維持などの生理機能を意味する．

- 生きるために必要な生命維持活動に対する欲求を「**生理的ニード**」といい，人間の最も基本的な欲求である．

- 微生物の感染から身体を守るためでもある清潔の欲求や，遺伝子を残すための性的欲求は，生理的ニードに含まれる．

ホメオスタシスとストレス

- 身体は，体内環境(体温，体液中の水や無機塩類，酸素濃度，血糖，pHなど)を一定の状態に保とうとする性質をもっている．この性質を**恒常性**(**ホメオスタシス**)という．

- ホメオスタシスが**ストレス**(体外から加えられた要求に対するからだの非特異的な反応)により障害されると，病気になる．

生物にストレスを与える要因となるものは**ストレッサー**とよばれる．例えば，ストレッサーには以下のような要因がある．

●ストレッサーの要因例

物理的要因	低温，高温，労働環境，作業内容(負荷のかかりすぎる作業など)，過労
化学的要因	毒物との接触，薬物作用，アルコール，喫煙，強すぎる塩味・酸味・辛味
外的生物要因	微生物による感染，ペットロス
社会的要因	退職，転職，失業，解雇，昇進，降格，恋愛，結婚，離婚，死別，対人関係トラブル
身体的要因	疾病の罹患，栄養不足，酸素不足，睡眠不足，体温の急激な変化，同一姿勢の保持，疲労
心理的要因	不安，恐怖，怒り，悲しみ，焦り，喜び

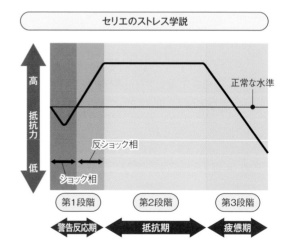

ストレスが続くと交感神経が興奮する．からだはホメオスタシスをなんとか維持しようとするものの，ホメオスタシスが破綻して疾病の発症を起こすことがある．

1. 細胞と組織／A.細胞の構造

細胞膜と細胞質

● **細胞の構造図**

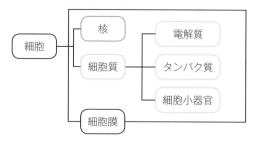

細胞は細胞膜によって外部と仕切られ，内部には細胞が生きるために必要な代謝を行う構造体が存在する．

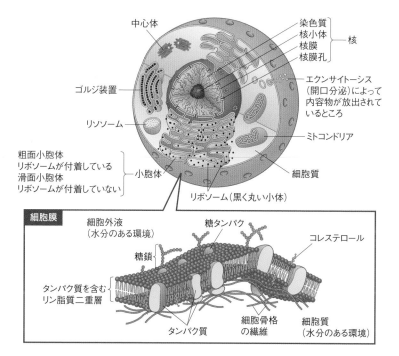

・細胞の最外層の細胞膜はリン脂質二重構造で選択的透過性をもつ半透膜であり，脂溶性物質が透過しやすい．

● **細胞膜のつくり**

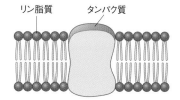

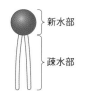

核

動物の細胞は核をもち，真核細胞とよばれる.

- ヒトの核の最外層は，二重構造で核膜孔をもつ核膜で区切られている.

- 核の内部は，ゼリー状の核質 (サイトゾル) で満たされ，核小体と染色質 (クロマチン) が存在する.

- 核は生命活動の司令塔 (コントロールセンター) であり，遺伝子を含んでいる.

- 遺伝には，デオキシリボ核酸 (DNA) とリボ核酸 (RNA) とよばれる 2 つの核酸が関与している.

- 核酸は，五炭糖，リン酸，塩基でできている基本構造のヌクレオチドが長くつながった，ヌクレオチド鎖でできている.

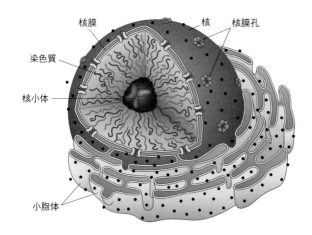

細胞小器官と細胞骨格

■ 細胞小器官

真核細胞内の核以外のさまざまな構造体は，細胞小器官とよばれる.

● 核以外のおもな細胞小器官のはたらき

細胞小器官	働き
ミトコンドリア	ATP産生，内呼吸の場
リボゾーム	タンパク質合成
粗面小胞体	表面にリボゾームが付着，タンパク質合成の場 合成されたタンパク質をゴルジ装置へ輸送
滑面小胞体	脂質代謝（リン脂質・ステロイド・脂肪酸を合成） ※肝細胞：薬物の不活化・無毒化（解毒） ※筋細胞：カルシウムイオンを放出（筋小胞体）
ゴルジ装置	輸送されたタンパク質を修飾・分類，分泌小胞に梱包して細胞膜へ移送
リソソーム	酸性の加水分解酵素を含有，細胞内消化の場 • エンドサイトーシスにより細胞に取り込まれた物質を分解 • 古くなった細胞自身の自己消化・構造の再生
ペルオキシソーム	活性酸素などのフリーラジカルの発生に関与する過酸化水素の分解，解毒
中心小体	細胞分裂時に紡錘体の成長や微小管の形成

• ミトコンドリアは，主として生体エネルギーのATP（アデノシン三リン酸）を大量に生産する小器官である.

• 小胞体は細胞内に発達した膜系の袋状の小体で，細胞質内に幾重にも張り巡らされて，細胞内で作られた物質の運搬に関わっている．表面にタンパク質合成の場であるリボソームが多数付着した粗面小胞体と，リン脂質・ステロイド・脂肪酸を合成する場となる滑面小胞体がある.

• ゴルジ体では，分泌タンパク質を完成させ濃縮し，分泌顆粒として細胞表層へ送り出している．その分泌顆粒の内容物は分泌刺激により細胞外へ放出される.

• ゴルジ装置で形成された分泌小胞は，細胞膜に到着すると融合して内容物質が細胞外に排出される（エクソサイトーシス）.

- リソソームは，老廃物を分解したり，細胞死の場合の**加水分解**を行う各種分解酵素をもつ．これにはタンパク質を分解するカテプシン類，脂肪を分解するリパーゼ類，多糖類を分解するグリコシダーゼ類，核酸を分解するヌクレアーゼ類，リン酸をはずす酸性ホスファターゼ類などが詰め込まれている．

> すべての細胞のもつ共通項
> - 設計図である遺伝情報を2本鎖**DNA**として保有している．
> - 細胞の全ての活動には**ATP**が必要である．

■ 細胞骨格

細胞の形を保ったり，細胞小器官が動いたりできるのは，細胞内に張り巡らされたタンパク質繊維のネットワークのおかげである．これらの構造を**細胞骨格**とよんでいる．

- 体細胞に存在する細胞骨格は，中間径フィラメント，微小管，アクチンフィラメント，の3つに大別される．

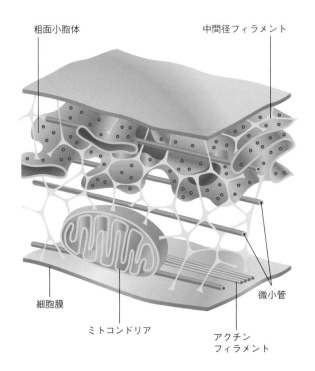

粗面小胞体　　中間径フィラメント

微小管

細胞膜

ミトコンドリア

アクチンフィラメント

1.細胞と組織／B.遺伝子と遺伝情報

■ゲノムと遺伝子

生物の細胞内には，生きる上で必要な**遺伝情報**が含まれている.

ゲノム：生物が正常な生命活動を営むために必要な遺伝子情報をもつ染色
体の一組.

染色体の数や種類は生物によって異なる.

> 2003年に，アメリカ，イギリス，日本など6か国からなる研究チームによって，ヒトのDNAを構成するすべての塩基配列が解読されたことが発表されている.

遺伝子：遺伝子は**DNA**が複製されることによって次世代へと受け継がれる.

複製はDNAの**二重らせん**が解かれて，それぞれの分子鎖に相補的な鎖が新生され行われる(半保存的複製).

染色体：染色体は遺伝情報を担う生体物質.

ヒトでは**46**本(22対の常染色体と性染色体1対).通常は顕微鏡下で見えないが，細胞の**分裂期**に現れる.

●二重らせんのDNA

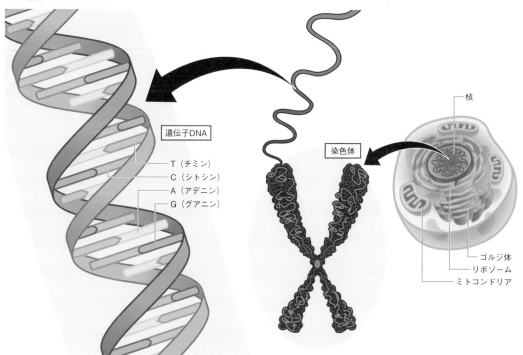

遺伝子DNA
- T（チミン）
- C（シトシン）
- A（アデニン）
- G（グアニン）

染色体

核
ゴルジ体
リボゾーム
ミトコンドリア

● ヒトの染色体

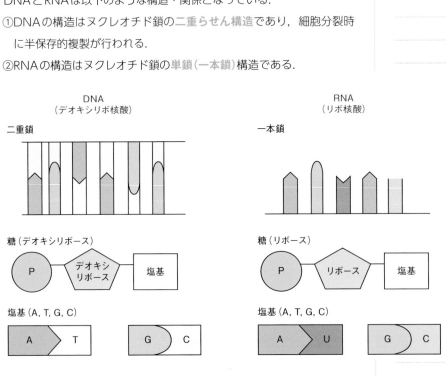

常染色体

1　2　3　　　　4　5

6　7　8　9　10　11　12

13　14　15　　16　17　18　　19　20

21　22

性染色体

女性　　　男性

X　X　　　X　Y

遺伝子

- DNA (デオキシリボ核酸)は核内で染色質(クロマチン)となっており,遺伝子の本体とよばれ,遺伝情報をもっている.

- RNA (リボ核酸)はDNAの持つ遺伝情報の発現を助け,そのはたらきによってm-RNA (伝令RNA, メッセンジャー RNA), t-RNA (運搬RNA, トランスファー RNA), r-RNA (リボゾームRNA)とよばれる.

- DNAとRNAは以下のような構造・関係となっている.
  ①DNAの構造はヌクレオチド鎖の二重らせん構造であり,細胞分裂時に半保存的複製が行われる.
  ②RNAの構造はヌクレオチド鎖の単鎖(一本鎖)構造である.

DNA
(デオキシリボ核酸)

二重鎖

RNA
(リボ核酸)

一本鎖

糖(デオキシリボース)

P ─ デオキシリボース ─ 塩基

糖(リボース)

P ─ リボース ─ 塩基

塩基(A, T, G, C)

A　T　　　G　C

塩基(A, T, G, C)

A　U　　　G　C

- DNAは常に放射線，食物やタバコの発がん物質，環境中の化学物質，活性酸素などにより損傷し，自己修復されている.

> - DNAは，**二重らせん構造**で，**遺伝情報**をもっている.
> - DNAは細胞分裂時に**半保存的複製**が生じる.
> - DNAには**自己修復**の機能がある.

タンパク合成

■ 転写・翻訳

- DNAがもつ遺伝情報は，**m-RNA**に写し取られ（**転写**），その情報どおりに**t-RNA**がアミノ酸をリボゾームに運ぶ.

- m-RNAが読み取るDNAがもつ塩基3つの組み合わせを**コドン（トリプレット暗号）**といい，これによりアミノ酸1分子が決まる.

- 運ばれてきたアミノ酸は次々に**ペプチド結合**し，タンパク質が合成される（**翻訳**）.

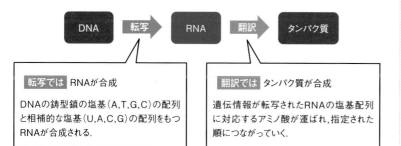

転写では RNAが合成
DNAの鋳型鎖の塩基（A,T,G,C）の配列と相補的な塩基（U,A,C,G）の配列をもつRNAが合成される.

翻訳では タンパク質が合成
遺伝情報が転写されたRNAの塩基配列に対応するアミノ酸が運ばれ,指定された順につながっていく.

1. 細胞と組織／C.細胞分裂

染色体

染色体は遺伝情報を担う生体物質であり，ヒトは**46本（22対の常染色体
と1対の性染色体）**の染色体をもつ.

- **遺伝子**はDNAが複製されることによって次世代へと受け継がれる．複
  製はDNAの二重らせんが解かれて，それぞれの分子鎖に相補的な鎖が
  新生されることで行われる．タンパクの合成は，遺伝子（DNA）の塩基
  配列がm-RNA（メッセンジャーRNA）にされて細胞質に移動して，リ
  ボソームにてタンパクに翻訳される.

染色体の複製

- 真核生物（細胞内に核を隔てる核膜をもつ生物）の正常細胞は，体内で役
  割に応じて，それぞれ決まった周期で有糸分裂とよばれる細胞分裂を繰
  り返し増殖する.

- 1本のDNAが複製されて2本になったとき，それぞれのDNAを構成
  する2本のヌクレオチド鎖のうち，1本は鋳型となった元の鎖，もう
  1本は新しく合成された鎖になっている．このような複製様式を**半保存
  的複製**という．半保存的複製により，何度でも全く同じDNAがつくら
  れることになる.

有糸分裂

体細胞分裂は，4つの期に分類することができる．間期の3つ(DNA合成準備期〈G1期〉，DNA合成期〈S期〉，分裂準備期〈G2期〉)と，分裂期〈M期〉の4つである

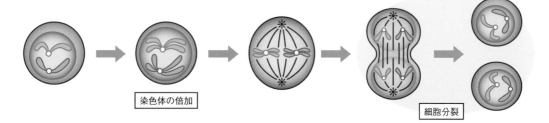

染色体の倍加

細胞分裂

■テロメア説

- テロメアとは細胞の染色体末端にある構造で，細胞分裂のたびに短くなり，「ヘイフリック限界」とよばれる長さを超えて短くなると，細胞は分裂不可能になり死に至る．
  例：ヒトの線維芽細胞では約50回分裂したのちに増殖を止めてしまう．

- テロメア説とは，細胞分裂によりテロメアが短くなると老化が進行するという説で，実例として寿命が20年といわれる早老症ではテロメアが短いこと，100歳以上の超高齢者ではテロメアが長いことが報告されている．

- 正常な体細胞ではみられないが，幹細胞，生殖細胞ではテロメラーゼとよばれるテロメア分解酵素が活性化して，テロメアを長い状態に維持している．

- がん細胞はテロメラーゼ活性が高くテロメアによる制御を受けないため，無制限に分裂を繰り返す．

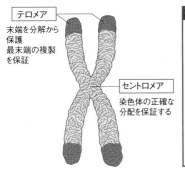

テロメア
末端を分解から
保護
最末端の複製
を保証

セントロメア
染色体の正確な
分配を保証する

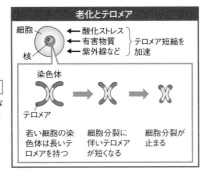

老化とテロメア

細胞 ← 酸化ストレス
← 有害物質 ｝テロメア短縮を
← 紫外線など 加速
核

染色体

テロメア

若い細胞の染　細胞分裂に　細胞分裂が
色体は長いテ　伴いテロメア　止まる
ロメアを持つ　が短くなる

■ 細胞死

細胞がその機能を失うことを細胞死といい，以下の 2 つに分類される．

• 受動的な細胞死はネクローシス（壊死）という．

• 成長発達に不可欠で，遺伝子により高度に制御された細胞死であるアポ
　トーシスは，プログラム死や細胞の自死といわれる．

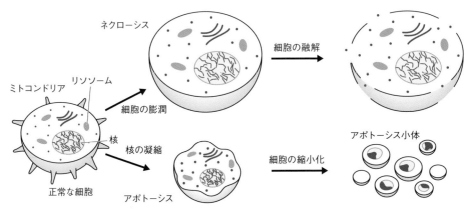

ネクローシス

細胞の融解

ミトコンドリア　リソソーム

細胞の膨潤

核

核の凝縮

正常な細胞

アポトーシス

アポトーシス小体

細胞の縮小化

ネクローシスは，まず細胞内のミトコンドリアなどの細胞内小器官から始まり，
核に大きな変化は起きない。それに対しアポトーシスでは，核に明らかな変化
が起こって細胞の縮小化が始まり，最後にアポトーシス小体となる．

減数分裂

生殖細胞が形成される過程で，減数分裂が生じる．

・減数分裂では染色体数の半減が起こり，精子や卵など生殖細胞には，染色体数がふつうの体細胞（2n）の半数（n）しか含まれていない．卵の染色体23（n）と精子の染色体23（n）が受精によって体細胞の染色体数46（2n）になり，子へと受け継がれていく．

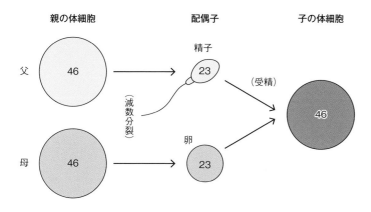

ヒトの染色体が保持されるしくみ

配偶子と減数分裂

配偶子とは卵と精子のことで，減数分裂によって染色体数は体細胞の半分となる．

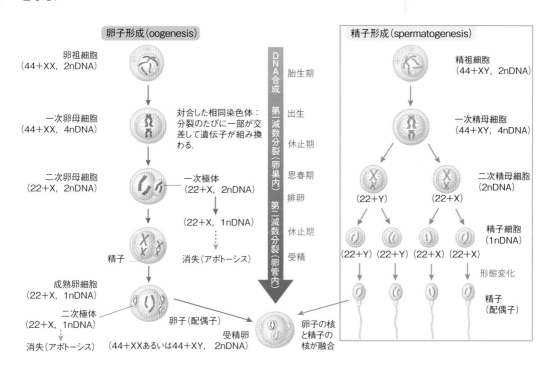

1. 細胞と組織／D. 組織

生物の特徴：階層性

- すべての生物は，細胞にはじまり，組織，器官，系と大きな単位のものが集って個体となるという階層性をもっている.

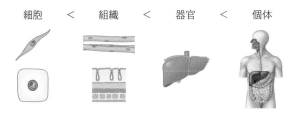

細胞　＜　組織　＜　器官　＜　個体

- ヒトの身体は無数の細胞から成り立っているが（多細胞生物），１個１個が勝手に振る舞うのではない.

- 細胞は集団を成すことによって組織をつくり，組織は集まって器官をつくっている. 器官は統合されてシステム（系）を形成している.

- ヒトの身体は約200種類，約60兆個の細胞からなる.

細胞の種類の例

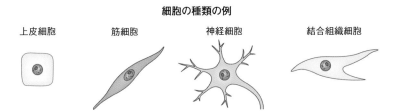

上皮細胞　　　筋細胞　　　　神経細胞　　　結合組織細胞

組織

同じ種類の細胞が集まり，組織が作られる．組織は上皮組織，支持組織（結合組織），筋組織，神経組織の4つに分類される．

● 組織の分類

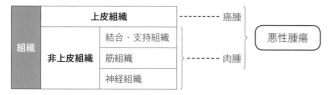

- 上皮組織にできた悪性腫瘍を癌腫といい，非上皮組織にできた悪性腫瘍を肉腫という．

組織における幹細胞の重要性

- 受精卵からつくられる胚性幹細胞（ES細胞）は全ての種類の細胞に分化することができる（全能性）．

- 生体内の各組織にも成体幹細胞（組織幹細胞，体性幹細胞）とよばれる種々の幹細胞があり，通常は分化することができる細胞の種類が限定されている．
  例：骨髄中の造血幹細胞は血球のもととなり，神経幹細胞は神経細胞へと分化する．

■ iPS細胞

iPS細胞は2006年に誕生した新しい多能性幹細胞で，病気の原因の解明，新しい薬の開発，細胞移植治療などの再生医療に重要な役割を果たすと期待されている．

- 人間の皮膚などの体細胞に，極少数の因子を導入し，培養することによって，様々な組織や臓器の細胞に分化する能力と，ほぼ無限に増殖する能力をもつ多能性幹細胞に変化する．この細胞を「人工多能性幹細胞」とよぶ．英語では，「induced pluripotent stem cells」と表記するので，頭文字をとって「iPS細胞」とよばれている．

- 名付け親は，世界で初めてiPS細胞の作製に成功した京都大学の山中伸弥教授である．

器官系

器官系は，以下の12種類に分類される.

- 外皮系（Integumentary system）
- 骨格系（Skeletal system）
- 筋系（Muscular system）
- 循環器系（Circulatory system）
- 呼吸器系（Respiratory system）
- 消化器系（Digestive system）
- 内分泌系（Endocrine system）
- 免疫系（Immune system）
- 泌尿器系（Urinary system）
- 神経系（Nervous system）
- 感覚器系（Sensory system）
- 生殖器系（Reproductive system）

上皮組織

- **上皮組織**は，機能によって**体表の表面**や**器官の内面**を覆う被蓋組織と**腺**を構成する線組織に分かれる.

- 腺上皮は外分泌線と内分泌線を構成する上皮細胞を示し，円柱細胞でできている.

- それぞれの上皮組織は，層構造と細胞の形状によって分類される.

層構造	単層	細胞が一層になっている：拡散，浸透，分泌，吸収
	重層	二層以上の重なった構造をもつ：防護
細胞の形状	扁平	平たい細胞
	立方	さいころのような立方体の細胞
	円柱	丸い筒状の細胞
	移行	重層構造から単層構造に変化して，拡がることができる

● 上皮細胞の種類

単層扁平上皮	基底膜状に一層の扁平な細胞が並ぶ．ろ過，拡散など**物質交換**に適する．	血管やリンパ管の内皮 肺胞膜，漿膜
重層扁平上皮	扁平な細胞が何層にも重なる．摩擦などの**機械的刺激に強い**．	皮膚の表皮 口腔，食道，肛門管の上皮 膣，子宮膣部の粘膜上皮
単層立方上皮	基底膜状に一層の立方上皮が並ぶ．**腺**や**導管**によくみられる．	甲状腺の上皮 尿細管，卵巣表面の上皮
単層円柱上皮	背丈のある一層の円柱上皮からなる．**吸収**と**分泌**に関わる．	胃・腸の粘膜上皮
多列上皮	高さの異なる細胞により重層に見えるが，基底膜に接しているので単層．多列上皮の高い方の細胞は円柱状を しているので，多列円柱上皮ともよばれる．**吸収**と**分泌**に関わる．	気道粘膜の上皮
移行上皮	尿路系の膨張に適応して**伸長**する．	腎杯・腎盂の上皮 尿管・膀胱の粘膜上皮

■ 線毛（繊毛）・鞭毛

- 線毛（繊毛）は細胞表面に密生するきわめて細く短い毛で，運動性の細胞器官であり，医学領域では線毛と表現されることが多い．

- 線毛は鼻腔・気管・気管支・卵管などの表面にみられる．

- 鞭毛は，細胞の原形質の一部が細長い糸状に伸びて運動性をもつもので，精子の運動に関与する．

● 線毛（繊毛）の例

気道粘膜の線毛

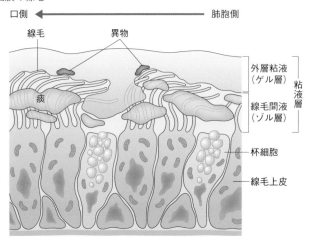

卵管の線毛

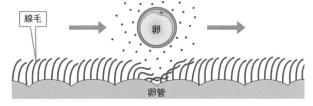

● 鞭毛の例

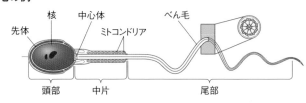

支持組織

■ 支持組織（結合組織, 結合支持組織）

支持組織（結合組織, 結合支持組織）は組織の間隙を満たしており, 線維性結合組織（密性結合組織と疎性結合組織）, 軟骨組織, 骨組織, 血液とリンパなどが含まれる.

線維性結合組織 （密性結合組織と 疎性結合組織）	線維成分	膠原線維, 細網線維, 弾性線維
	細胞成分	線維芽細胞, 大食細胞, 肥満細胞, 形質細胞, 脂肪細胞
軟骨組織		硝子軟骨, 弾性軟骨, 線維軟骨
骨組織		骨細胞, 骨基質
血液とリンパ		赤血球, 白血球, 血小板, 血漿

密性結合組織：膠原線維が多く強靭（真皮, 腱, 靭帯, 骨膜など）
疎性結合組織：皮下組織, 多くの器官や組織の間

■ 膜

- 生物体内の諸器官をおおい, または境をなしている薄い層を膜という.

- 膜には, 角膜・隔膜・鼓膜・粘膜・脳膜・皮膜・心膜・胸膜・腹膜・肋膜などがある.

- 漿膜は, 単層扁平上皮で中皮ともよばれ, 体腔表面やそこに存在する臓器表面を被い, 腹腔内では腹膜, 心臓をおおうものは心膜, 肺をおおうものは胸膜とよばれる.

- 漿膜からは漿液が分泌され常に潤滑される（胸膜が分泌するものは胸水）.

- 生体膜は脂質の二重層で形成され, 膜タンパクを含む.

上皮性の膜：上皮性の膜は, 上皮組織とそれを支える結合組織で構成される. 粘膜, 漿膜, 皮膚が含まれる.

結合組織性の膜：結合組織性の膜は, 上皮の性質をもっていない. 結合組織性の膜にあてはまるものには, 関節腔, 腱鞘, 滑液包などの内側をおおっている滑膜がある.
滑膜の表面では滑液が分泌される. 滑液が分泌されることで, 関節が滑らかに動けるようになる.

■ 粘膜

- 体の外側とつながっている場所(消化管，気道，尿道，腔など)と体の内側の境界をつくる膜．

- 表面は粘膜上皮で，いつも**粘液**でおおわれて守られている．

● 気管壁の構造

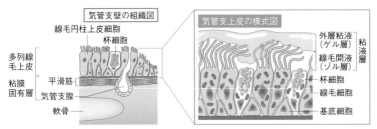

● 胃壁の構造

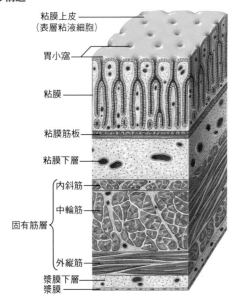

■腹膜

• 漿膜の一種で，腹腔内をおおい保護する．

• 腹壁をおおう壁側腹膜と，臓器をおおう臓側腹膜からなる．

• 腹膜に覆われた臓器を，腹膜臓器という．

• 腹膜器官（腹膜臓器）には，胃，空腸，回腸，横行結腸，S状結腸，脾臓，卵巣，卵管，虫垂などがある．

• 腹膜に覆われず，後腹壁に固定されている（脂肪や結合組織の中に埋まっている）臓器を腹膜後器官（後腹膜臓器）という．

• 腹膜後器官（後腹膜臓器）には，十二指腸や膵臓，腎臓，副腎，尿管，下大静脈，腹大動脈などがある．

■後腹膜腔

• 横隔膜下から骨盤部の体幹後部に位置する腹膜外腔の一部で，横筋筋膜と壁側腹膜との間に位置する．

• 壁側腹膜の後方で体壁までの範囲のゆるい結合組織層を，腹膜後隙や後腹膜腔とよぶ．

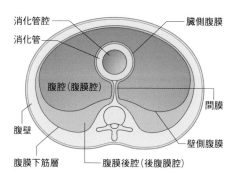

消化管腔
消化管
臓側腹膜
腹腔（腹膜腔）
間膜
腹壁
壁側腹膜
腹膜下筋層
腹膜後腔（後腹膜腔）

● **腹膜器官と腹膜後器官（矢状断）**

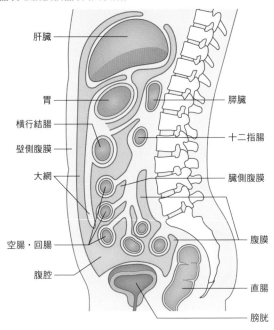

肝臓

胃

横行結腸

壁側腹膜

大網

空腸・回腸

腹腔

膵臓

十二指腸

臓側腹膜

腹膜

直腸

膀胱

- 上方は横隔膜，側方は腰方形筋の側縁まで，下方は小骨盤腔の直腸周囲（仙骨前部）結合組織を含む．

- 3つの筋膜により3つの**コンパートメント（筋区画）**に分けられる．つまり，前腎筋膜，後腎筋膜，外側円錐筋膜により，前腎傍腔，腎周囲腔，後腎傍腔に分けられる．

- コンパーメントは複数の筋肉がある部位で，いくつかの筋ごとに，骨，筋膜，筋間中隔などで囲まれた区画である．

- 3つのコンパートメントは互いに連続性がある．さらに，前腎傍腔は腸間膜さらに小腸，結腸と連続している．

筋組織

- **筋組織**は**平滑筋**と横紋筋に分けられ，横紋筋には骨格に付着する**骨格筋**と心臓を構成する**心筋**がある.

骨格筋	・随意筋であり，横紋を示す. ・運動神経と骨格筋の接合部は，神経筋接合部（運動終板）とよばれる.
心筋	・自律神経の支配を受ける不随意筋であり，横紋を示す.
平滑筋	・自律神経の支配を受ける不随意筋であり，横紋を示さない.

● 筋組織の特徴

	核	横紋	種類	閾値
骨格筋	**多**核	横紋**あり**	**随意**	低い
心筋	単核	横紋**あり**	不随意	普通
平滑筋	単核	横紋なし	不随意	高い

骨格筋

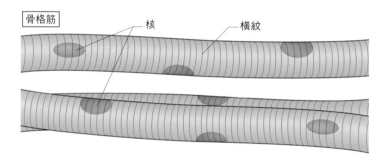

心筋

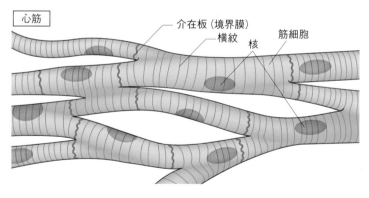

平滑筋

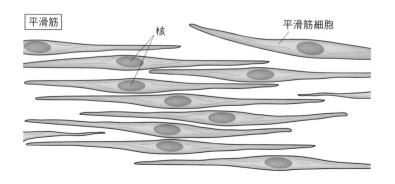

神経組織

- 神経組織は，神経細胞，神経原線維（樹状突起と軸索），神経膠細胞，神経膠線維より構成される．

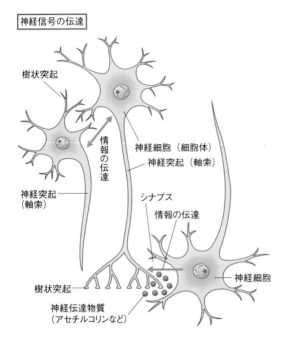

神経信号の伝達

樹状突起

情報の伝達

神経細胞（細胞体）
神経突起（軸索）

神経突起（軸索）

シナプス
情報の伝達

樹状突起

神経細胞

神経伝達物質
（アセチルコリンなど）

- 神経膠細胞には，アストロサイト（星状膠細胞），オリゴデンドロサイト（乏突起膠細胞），ミクログリア（小膠細胞）の3種類がある．

1. 細胞と組織／E.細胞内情報伝達

細胞膜と物質の輸送～イオンチャンネル型受容体

細胞膜を通しての物質の輸送は，受動輸送，能動輸送，膜動輸送に分類される．

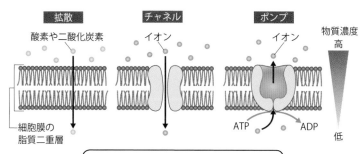

受動輸送と能動輸送では，「エネルギーを使用するかしないか」がちがいである．

■受動輸送

物質が濃度の高いほうから低いほうへ移動する拡散による移動（下り坂輸送）で，エネルギー（ATP）の供給を必要としない．

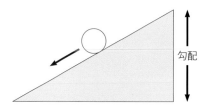

受動輸送には濃度勾配によって物質が移動する単純拡散と，チャネルを通過する促進拡散がある．

拡散：溶質分子が濃度の高いほうから低いほうへ移動する．
例：酸素濃度が高いほうから，細胞呼吸によって酸素が消費された細胞内へ取りこまれる．

■ 能動輸送

濃度が低いほうから高いほうへ物質が移動する濃度勾配に逆らう移動（上り坂輸送）で，エネルギー（ATP）の供給を必要とする．

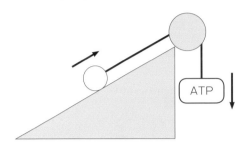

■ 膜動輸送（エクソサイトーシス，エンドサイトーシス）

食作用や飲作用のような膜全体を動かして行われる物質の移動である．

- **エクソサイトーシス（エキソサイトーシス：開口分泌）**とは，細胞内で小胞に隔離した固体や溶液を，小胞と形質膜を融合させることによって小胞の内容物を細胞外へ出す作用のこと．

- **エンドサイトーシス（飲食作用）**とは，細胞が外界から物質を取り込む作用の総称で，バクテリアなどの大きな粒子を取り込む**食作用（ファゴサイトーシス）**と，溶液を取り込む**飲作用（ピノサイトーシス）**に大別される．

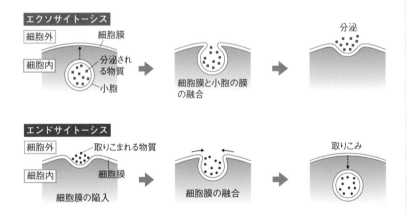

興奮の伝導・伝達～膜電位

細胞内と細胞外での電位の差を膜電位という．すべての細胞は細胞膜をはさんだ細胞内と細胞外とでイオン(電解質)の組成が異なり，この電荷をもつイオンの分布差が電位差をもたらしている．

・細胞内のイオン濃度は通常，マイナス(負)の電位にある．

・細胞外液にはナトリウムイオン(Na^+)が多く，細胞内液にはカリウムイオン(K^+)が多い．

・細胞内にも細胞外にも陽イオン(＋)と陰イオン(－)があるが，細胞内と細胞外との分布は大きく異なる．

・細胞外液でも細胞内液でも,陽イオンと陰イオンの濃度は同じであるが，通常，細胞内はマイナスの電位になっている．これは，細胞膜にあるカリウムチャネルが開いた状態で存在しており，プラスの電荷をもつ陽イオンのK^+が細胞内から細胞外へ常時流出しているためである．

・ナトリウムチャネルは，神経細胞や筋細胞に刺激が入ってきたときにだけチャネルを開いて，膜電位を大きく変化させて電気信号を作り出している(活動電位)ため，膜電位の発生にNa^+はほんど寄与していない(実際にはNa^+やCl^-も少し通れるので，それによって生じている膜電位の分だけ補正した値が，実際の膜電位である)．

●イオンの役割

Na$^+$	ナトリウムイオン	浸透圧の調節，細胞外液量・循環動態の維持
K$^+$	カリウムイオン	神経や筋肉細胞の興奮・収縮
Cl$^-$	塩素イオン	細胞外液の主な陰イオン（Na の対イオン）
HCO$_3^-$	重炭酸イオン	血液の pH を正常（pH 7.4）に維持
HPO$_4^{2-}$	リン酸水素イオン	弱酸として働いて強塩基に緩衝作用がある
Mg^{2+}	マグネシウムイオン	酵素の活性化
Ca^{2+}	カルシウムイオン骨	歯の形成，筋収縮
P	リン	骨，歯の形成，ATP の供給

■静止電位

①細胞内には**K$^+$**が多く，細胞外では少ない.

②細胞膜には K$^+$だけが通れるカリウムチャネルが開いた状態で存在しているため，K$^+$は濃度勾配に従って細胞外に向かって流出する.

③プラスの電荷を持つ陽イオンのK$^+$が流出したため，細胞内は細胞外よりも電気的に**負**となる.

④電気的勾配がK$^+$を細胞内に引き止める力が発生する.

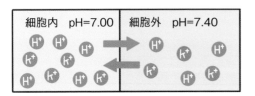

• K$^+$を細胞外に引き出す力（濃度勾配）と，K$^+$を細胞内に引き戻す力（電気的勾配）がちょうど釣り合った状態（平衡状態）での電位を，**静止電位（静止膜電位）**という（少しだけ K$^+$が細胞外に出ている状態）.

• 陽イオンの移動により，膜の内側が外側に比べて陽イオンが少なくなるため，細胞内はマイナスを帯びて電位差が生じる.

   神経細胞の静止電位：−70mV ～−60mV

   骨格筋や心筋での静止電位：−90mV ～−80mV

■ 細胞の興奮（活動電位）

① 神経細胞や筋細胞は，細胞膜にあるイオンチャネルやポンプによって一定の静止膜電位（約 -70 mV）に保たれている．

② 細胞を電気的に刺激すると，電気的にマイナスになっていた膜電位が上昇し，プラスの方向に動く（脱分極）．

③ 膜の脱分極がある一定の電位（閾値）を超えたとき，ナトリウムチャネルが開き，Na^+ 濃度の高い細胞外から Na^+ 濃度の低い細胞内へ Na^+ が流入する．

④ 陽イオンの流入によって，膜電位は急激に脱分極し，瞬間的に細胞内は細胞外に対してプラスに帯電する（オーバーシュート）．

⑤ 細胞膜の内側の電位が上昇したため，それを元に戻そうとカリウムチャネルが開き，K^+ が細胞膜の外側へ出ていく．また同時に，ナトリウムチャネルが閉じ，静止膜電位に戻る．

・① 〜 ⑤ のような急激な脱分極と，それに続く急激な再分極を示す膜電位変化を，活動電位（インパルス）という．このような状態が細胞体から軸索まで伝わっていくことにより，情報が伝達されていく．

・活動電位の大きさは一定で，閾値をこえる刺激であれば刺激をそれ以上強くしても，活動電位が大きくなることはない．つまり，活動電位は，発生するかしないかのどちらかであり，これを，全か無の法則という．

■ 不応期

活動電位が発生しているとき（約 1 〜 5m/秒）には，細胞に刺激を与えても反応しない．これを不応期という．

絶対不応期：再分極の途中まで（2m/秒程度），どんな刺激にも反応しない．

相対不応期：絶対不応期の後の数 m/秒，強い刺激にのみ反応する．

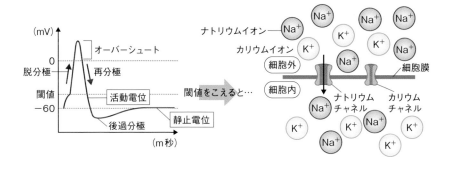

神経伝達物質の種類

神経伝達物質という化学物質が神経細胞における情報のやり取りに用いられる.

神経伝達物質は,以下のように分類され,さまざまな種類がある.

アミノ酸類	グルタミン酸,γ-アミノ酪酸,アスパラギン酸,グリシンなど
ペプチド類	バソプレシン,ソマトスタチン,ニューロテンシンなど
モノアミン類	アドレナリン(エピネフリン)ノルアドレナリン(ノルエピネフリン),ドーパミン,セロトニン,アセチルコリン

● おもな神経伝達物質

伝達物質	元となる物質	働き
アドレナリン ノルアドレナリン ドーパミン	フェルアラニン	「興奮性伝達物質」 ・脳のアクセル ・集中力を高め,気分をよくし,やる気を起こさせ,ストレスに対処させる.
ギャバ タウリン	メチオニン	「制御性伝達物質」 ・脳のブレーキ ・興奮を抑えリラックスさせ,ストレスによって発生した緊張をほぐす.
セロトニン	トリプトファン	「幸福物質」 ・気分を安定させ「うつ」な気分を晴らす. ・セロトニン不足になると食欲が増進しやけ食いし太りやすい.
アセチルコリン	フォスファチジルコリン	「記憶物質」 ・脳をシャープにし,記憶力や注意力を高める.
メラトニン	トリプトファン	「タイミング物質」 ・昼と夜のタイミングを計り生活リズムを整える. ・メラトニンは暗い夜だけ放出され,眠気を起こし,抗腫瘍効果がある.

アセチルコリン

- 生理活性アミンで，コリン系の物質である.
- 大脳皮質のアセチルコリン神経は，大脳基底核の一部からでている大型の神経である．この神経が脱落すると，50歳代で発症をみるアルツハイマー型認知症を生じさせることがわかっている.

グルタミン酸

- 典型的な脳内興奮物質で，脳内に広く分布する.
- GABA（γ-アミノ酪酸）の前駆物質である.

シナプス間隙の情報伝達

神経細胞における情報のやり取りは，**シナプス**における**神経伝達物質**の受け渡しによって行われる.

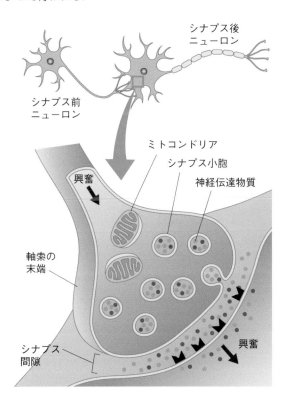

シナプス後
ニューロン

シナプス前
ニューロン

ミトコンドリア

シナプス小胞

神経伝達物質

興奮

軸索の
末端

シナプス
間隙

興奮

MEMO

2.生体リズムと内部環境の恒常性／A.生体リズム

概日リズム（サーカディアンリズム）

ほぼ24時間の決まった周期で，身体の働きを変動させる生体リズムを，
概日リズム（サーカディアンリズム）という.

- サーカディアンリズムは，睡眠・覚醒のサイクル，自律神経やホルモン，
  体温や血圧などでみられる.

- 日中覚醒しているときには交感神経の興奮が高くなり，夜間睡眠時には
  副交感神経の興奮が優位となる.

サーカディアンリズムのイメージ（睡眠覚醒, 体温, メラトニン）

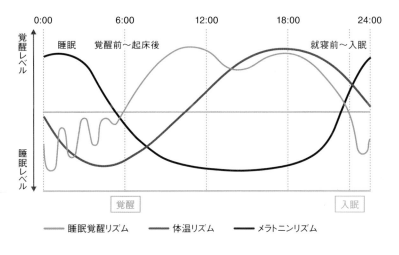

生体には外部の環境に関わらず一定の状態を保とうとする調節機能(恒常性,ホメオスタシス)があり,自律神経系,内分泌系,免疫系の三大システムが互いに**フィードバック**しながら調整している.

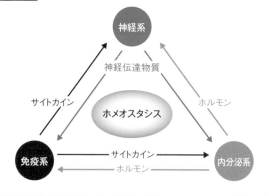

外部環境 温度,圧力,浸透圧などの変化,細菌や毒物との接触

内部環境 外部環境の変化にかかわらずからだの内部環境を一定に維持

ホメオスタシスの維持に関わる脳の部位

①延髄……………………生命維持(呼吸・循環)の中枢

②視床下部……………体温,食欲,睡眠,体水分,性欲の中枢

③視床下部－下垂体…内分泌機能の制御

④脳幹網様体…………呼吸・循環の調節,意識の表出

ホメオスタシスの自己調節 ┬ 正のフィードバック

└ 負のフィードバック

フィードバック

フィードバックには以下の2つの意味がある.

①ある機構で,結果を原因側に戻すことで原因側を調節すること

②物事への反応や結果をみて,改良・調整を加えること

　生体では代謝・内分泌の自己調節機能のことをいう.

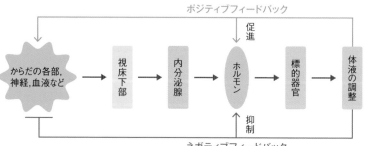

体内の変化を感じたときに,もとに戻そうと調節中枢に情報を伝達し,各器官系がはたらく

3.神経系／A.神経細胞と神経組織

神経系のはたらき

ヒトは外部からの刺激を**感覚神経**によって脳に伝え，**運動神経**によって
末梢効果器を動かすことができる.

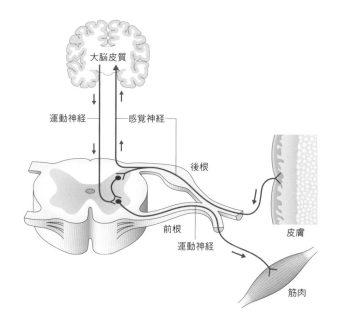

神経細胞（ニューロン）

神経系を構成する**神経細胞**は，互いに隣同士の神経細胞と連絡する. 神経
細胞は**細胞体**と2種類の突起（**樹状突起と軸索**）からなり，ニューロンとよ
ばれる. 情報のやり取りは，**シナプス**において**神経伝達物質**という化学物
質によって行われる.

細胞体：ニューロンの基本体

大きさ：数μm～100μm

形状：球形，卵形，紡錘形など

• 比較的大型の核やミトコンドリア，ゴルジ装置などを含む. 神経細胞内
  でのタンパク合成に重要な役割を果たすニッスル小体も存在する.

樹状突起：細胞体から出る1本または複数の短い突起

• ニッスル小体を含む. 受容器から細胞体へ興奮を伝える.

軸索：細胞体から出る１本の突起

- 途中，複数の側枝を出すことが多い．長さ，太さともに多様で，太い軸索ほど伝達速度は速い．

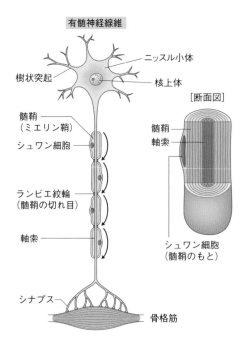

その他

- 分裂がある時期に止まる細胞を非再生系細胞といい，一旦失われると再生しない．神経細胞は非再生系細胞の一つである．神経細胞が盛んに分裂を繰り返すのは３歳ぐらいまでで，その後は死ぬまで同じ神経細胞が生き続ける．

有髄神経と無髄神経

髄鞘をもつ神経線維（軸索）は有髄神経線維，もたないものは無髄神経線維という．有髄神経は刺激伝導が速い．

● 有髄神経と無髄神経のちがい

	無髄神経	有髄神経	
		末梢神経	中枢神経
髄鞘	なし	あり	
髄鞘を形成しているもの		シュワン細胞	神経膠細胞（希突起膠細胞：オリゴデンドロサイト）
伝導速度	遅い	速い（跳躍伝導）	

46

神経細胞の反応原理

神経細胞は刺激を受けると，細胞膜の内側と外側で電気的な変化が起こり，興奮が生じる．神経細胞には「興奮するか，しないか」の2通りの反応しかない．これを全か無かの法則という．

全か無の法則

①刺激が一定値（閾値）以上だと全力で反応

②刺激が一定値以下だと反応しない

刺激は加算される

①他の神経細胞と接続が多い場合

②違う種類の条件刺激がある場合

興計と抑制

①興奮を促進するはたらき

②興奮を抑える抑制性のはたらき

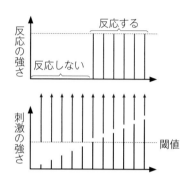

神経膠細胞の種類とはたらき

神経系を構成する神経細胞以外の細胞は，神経膠細胞と総称される．神経膠細胞は以下のような種類とはたらきがある．

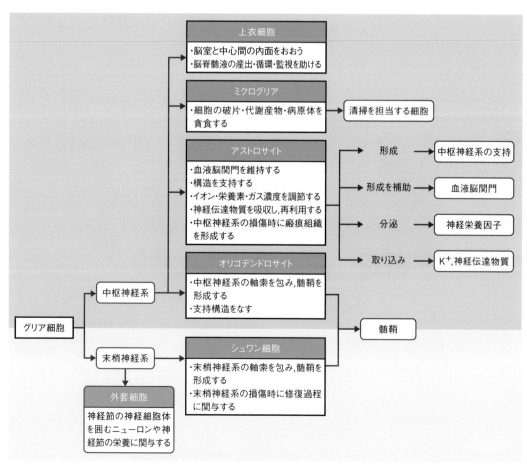

3.神経系／B.中枢神経系の構造と機能

神経系は**中枢神経系**と**末梢神経**に分かれる．中枢神経系は脳と脊髄から構成される．

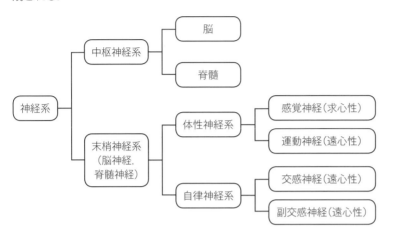

脳の構造と機能

- 脳は重さおよそ1,200〜1,500gで，脳も脊髄も，骨で囲まれた腔内に髄膜に包まれておさまっている．脳の入っている腔を頭蓋腔，脊髄の入っている腔を脊柱管という

- 大脳皮質は脳神経細胞体が集まっており，**灰白質**とよばれる．大脳髄質は神経線維が集まっていて，**白質**とよばれる．

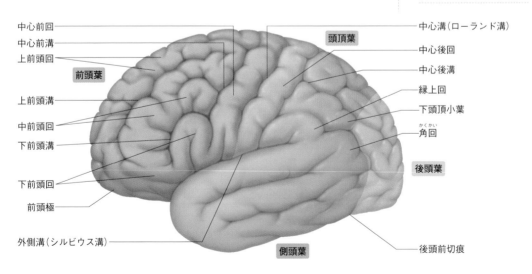

● 脳の機能局在

終脳	大脳皮質	前頭葉：運動中枢，運動性言語中枢（ブローカ野），統合中枢（前頭眼窩野，連合野）
		頭頂葉：体性感覚中枢（触覚，温度覚，痛覚，深部感覚），味覚中枢
		側頭葉：聴覚中枢，感覚性言語中枢
		後頭葉：視覚中枢
	大脳辺縁系	海馬：記憶中枢
		扁桃体：情動中枢
間脳	視床	嗅覚以外の全ての感覚の経路
	視床下部	恒常性維持の中枢：食欲中枢，体温中枢，水代謝中枢，睡眠中枢，性中枢など
脳幹	中脳	眼反射（対光反射，睫毛反射，角膜反射）・姿勢反射（頭部の傾きに対する立ち直り）の中枢
	橋	上行性・下行性神経の経路，呼吸調節中枢（吸気・呼気の切り替え）
	延髄	呼吸・循環の中枢，嚥下中枢，構音中枢
小脳		運動・平衡の調節（筋力の微妙な調節，筋緊張の制御，筋力のバランス）

● ペンフィールドの脳機能地図

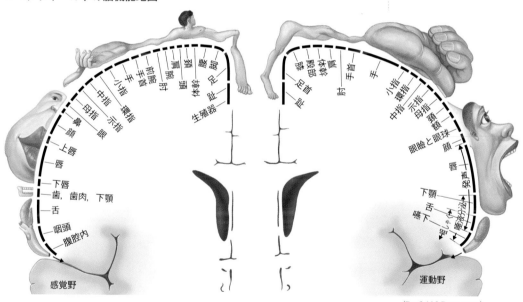

（Penfield & Rasmussen）

大脳皮質（運動野）は場所ごとに，身体の各部位と対応する．噛むための口，あご，舌などは複雑な動きが必要で，全体の4割近い，広い領域を占める．

● 脳の断面と機能

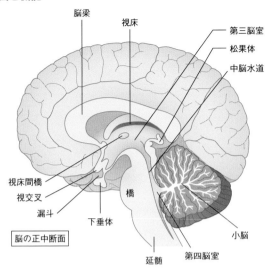

脳梁
視床
第三脳室
松果体
中脳水道
視床間橋
視交叉
漏斗
下垂体
橋
小脳
延髄
第四脳室

脳の正中断面

脳幹は動物が「生きる」ための,生命維持に必要な機能を受けもつ.例えば,以下のような機能がある.

- ・自律神経(内臓のはたらき・体温の調節・性機能など)を支配する.
- ・食欲・性欲・睡眠・全身の筋肉返動などをコントロールする.
- ・ホルモンを分泌する.

大脳辺縁系(大脳古皮質)は動物が「たくましく生きる」ための,原始的な本能や情動および記憶の機能を受けもつ.例えば,以下のような機能がある.

- ・本能的な快・不快・不安・怒りなどの感情.
- ・食欲・性欲などの本能的な衝動.
- ・からだや頭で覚える記憶.

大脳皮質(大脳新皮質)は知性などの「人間らしく生きる」ための,高度な精神活勢の機能を受けもつ.例えば,以下のような機能がある.

- ・認識する・記憶する・理解する・判断する・思考する・行動する・注意する・意欲をもつ.

覚えておくべき機能

- 言語中枢は**左半球**にあることが多い.

- 運動中枢と運動性言語中枢は前頭葉にある. このため, **右片麻痺**と**運動性失語**は合併しやすい.

- 頭頂葉には**触覚**, 温度覚, **痛覚**の皮膚感覚と, 筋や腱, 関節に生じる**深部感覚**の中枢がある.

- 間脳の**視床下部**にはホメオスタシス維持の中枢が集まっている (体温調節, 食欲, 水代謝, 睡眠, 性欲など)

- 脳幹の**延髄**には呼吸と循環の中枢がある.

- 大脳辺縁系の**海馬**は記憶中枢である.

- 大脳辺縁系の**扁桃体**は情動の中枢である.

- **小脳**は平衡と運動の調節に関わる.

大脳基底核は大脳髄質の灰白質 (神経細胞体の集り) の総称で, 大脳皮質から脳幹と小脳に送られる情報の中継という形で身体運動や姿勢の制御をしている.

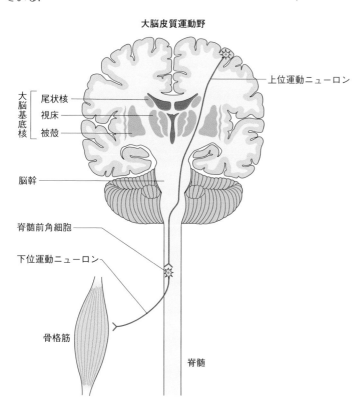

大脳皮質運動野

上位運動ニューロン

大脳基底核
尾状核
視床
被殻

脳幹

脊髄前角細胞

下位運動ニューロン

骨格筋

脊髄

部位名		役割
大脳基底核	線条体	身体の随意運動の調節や姿勢, 筋肉の緊張の調整など, さまざまな機能を司る.
	淡蒼球	記憶をもとにした予測や期待に結びつくような運動 (行動) に関与する.
	視床下核	前頭前野にある運動パターンの中から適切な運動の選択を行っている. 眼球運動の制御, 辺縁系への制御を行っている.
	黒質	線条体にドーパミンを送り興奮を抑制する.
前脳基底部	マイネルト基底核 中隔核 ブローカ対角束核 ブローカ対角帯水平亜核	アセチルコリン産生を司る. 記憶の減衰, 認知症にも関わっており, 視覚認知における現実と仮想現実の比を調節する. アルツハイマー型認知症では, これらの起始核が初期から脱落している.

大脳基底核の障害では, パーキンソン病などが生じる.

大脳辺縁系

終脳のうち, 間脳の辺縁から出た脳幹部を取り囲む旧皮質とよばれる部分が大脳辺縁系である. 帯状回, 脳弓, 中隔核, 扁桃体, 海馬などで, 記憶や感情, 自律神経系, 中枢の明らかでない嗅覚や味覚に関与している.

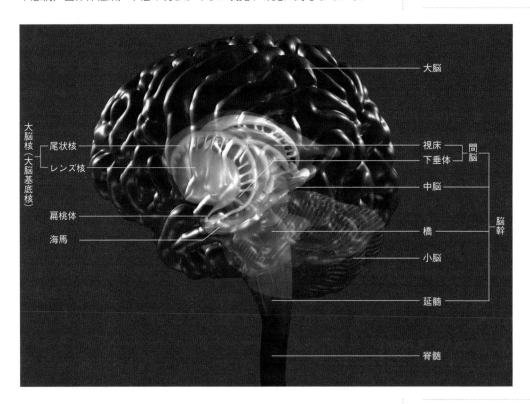

間脳・脳幹

間脳(視床，視床下部)・脳幹(中脳，橋，延髄)には以下の部位がある.
視床は第三脳室の側面にある，すべての感覚神経の経路である.

- **視床下部**はホメオスタシスの維持に関与する(自律神経系，内分泌系の中枢).体温調節のほか，水代謝，性欲，食欲，睡眠，情動行動を調節する.

- **中脳**は視覚や聴覚の伝導路を中継，視覚反射・聴覚反射に関与する.動眼神経の起始部であり，錐体外路の赤核が存在する.

- **橋**は上行性・下行性伝導路の経路である.滑車神経・三叉神経の起始部である.

- **延髄**は生命維持の中枢である.外転・顔面・内耳・舌咽・迷走・副・舌下神経の起始部である.

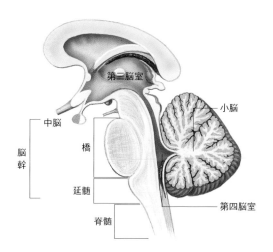

小脳

小脳は，体の姿勢や平衡の保持を担う.

- 内耳の前庭や半規管，視覚や皮膚・筋・腱・関節の深部感覚からも，からだの各部の相対的な情報を得てそれらを統合調節し，錐体路・錐体外路とともに関与している.

- 小脳の障害では，運動失調，平衡障害，めまい，吐き気，眼振，構音障害，測定障害(物体をつかもうとしても，うまく手を止められない)などがある.

髄液の循環

髄液(脳脊髄液)は脳室の脈絡叢で産生され，くも膜下孔を循環してくも膜顆粒から静脈中へ排出される.

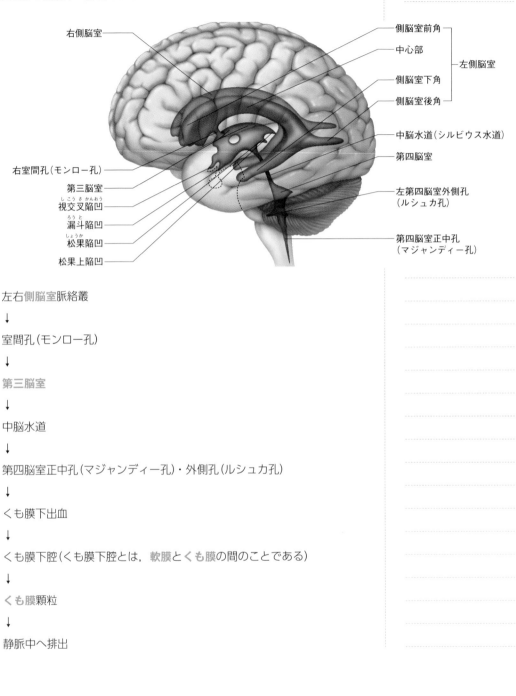

左右側脳室脈絡叢

↓

室間孔(モンロー孔)

↓

第三脳室

↓

中脳水道

↓

第四脳室正中孔(マジャンディー孔)・外側孔(ルシュカ孔)

↓

くも膜下出血

↓

くも膜下腔(くも膜下腔とは，軟膜とくも膜の間のことである)

↓

くも膜顆粒

↓

静脈中へ排出

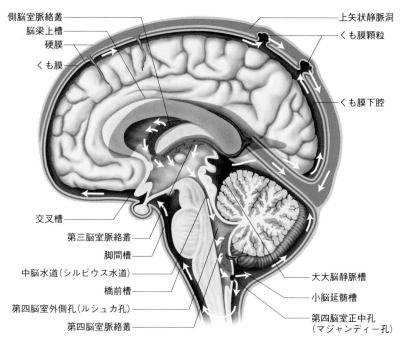

側脳室脈絡叢
脳梁上槽
硬膜
くも膜

上矢状静脈洞
くも膜顆粒

くも膜下腔

交叉槽
第三脳室脈絡叢
脚間槽
中脳水道(シルビウス水道)
橋前槽
第四脳室外側孔(ルシュカ孔)
第四脳室脈絡叢

大大脳静脈槽
小脳延髄槽
第四脳室正中孔
(マジャンディー孔)

冠状断

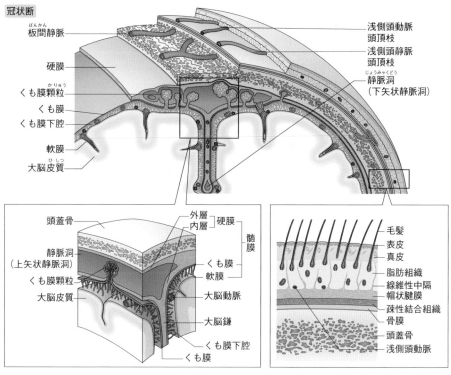

板間静脈
硬膜
くも膜顆粒
くも膜
くも膜下腔
軟膜
大脳皮質

浅側頭動脈
頭頂枝
浅側頭静脈
頭頂枝
静脈洞
(下矢状静脈洞)

頭蓋骨
外層
内層 硬膜
髄膜
静脈洞
(上矢状静脈洞)
くも膜顆粒
大脳皮質
くも膜
軟膜
大脳動脈
大脳鎌
くも膜下腔
くも膜

毛髪
表皮
真皮
脂肪組織
線維性中隔
帽状腱膜
疎性結合組織
骨膜
頭蓋骨
浅側頭動脈

脊髄のつくりとはたらき

■ 脊髄のつくり

脊髄は受容器と効果器を大脳とつなぐ円柱状の細長い神経である．以下のようなつくりとなっている．

- 延髄から下に続き，脊柱管の中にある．上から頸髄，胸髄，腰髄，仙髄，尾髄の5つに区分される．

- 中央に中心管（髄液の経路）があり，その周囲を灰白質，その外側を白質が取り囲む．

- 5つに区分された脊髄からそれぞれ，頸神経，胸神経，腰神経，仙骨神経，尾骨神経が出る．

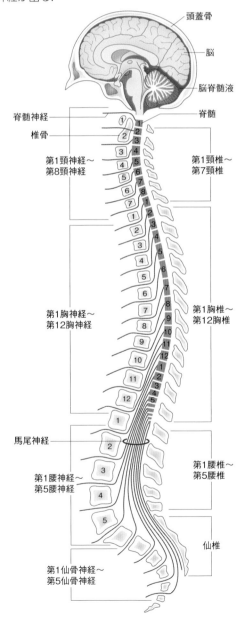

頭蓋骨	
脳	
脳脊髄液	
脊髄神経	脊髄
椎骨	
第1頸神経〜 第8頸神経	第1頸椎〜 第7頸椎
第1胸神経〜 第12胸神経	第1胸椎〜 第12胸椎
馬尾神経	
第1腰神経〜 第5腰神経	第1腰椎〜 第5腰椎
	仙椎
第1仙骨神経〜 第5仙骨神経	

- 脊髄反射は大脳に関与せず，不随意に行われる．**伸張反射**である**膝蓋腱反射**はこれにあたる．

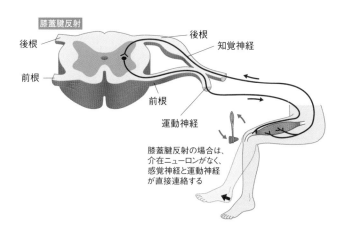

膝蓋腱反射

後根
後根
知覚神経
前根
前根
運動神経

膝蓋腱反射の場合は、
介在ニューロンがなく、
感覚神経と運動神経
が直接連絡する

- 知覚神経は脊髄の**後根**から入り，運動神経は**前根**からでる（ベル＝マジャンディの法則）．

覚醒と睡眠

■体内時計

体内時計とは，概日リズム(サーカディアンリズム)を形成するための24時間周期のリズム信号を発信する機構で，脳内の視床下部の視交叉上核に存在する．

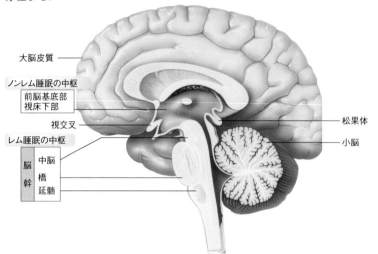

■レム睡眠とノンレム睡眠

睡眠には夢を見るレム睡眠と大脳を休めるノンレム睡眠があり，合わせて成人で約90分(小児は50〜60分)の周期で，起床までに数回繰り返される．

レム睡眠(浅い眠り)	ノンレム睡眠(深い眠り)
• 脳は覚醒しているため，夢を見る． • 脳波は高速低振動波(β波) • 急速眼球運動がみられる． • バイタルサインの変動あり． • 骨格筋は弛緩し，寝返りはみられない． • 記憶の整理・固定が行われる．	• 脳は休息しているため，夢は見ない． • 脳波は徐波(θ波，⊿波) • バイタルサインは安定している． • 骨格筋は刺激に対して反応するため，寝返りがみられる． • 成長ホルモンが分泌される． • 同化反応が促進し，体組織の修復が行われる．

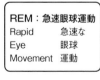

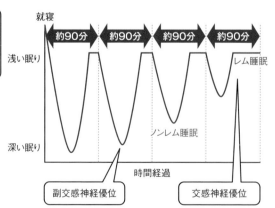

■ **年齢による睡眠リズムの変化**

- レム睡眠，ノンレム睡眠の割合は，新生児ではそれぞれおよそ50％ずつだが，2～3歳までには，レム睡眠の割合が減少して25％程度になり，3歳ごろには 成人と同様(レム睡眠が20％，ノンレム睡眠が80％)の割合になる．

- 高齢者は深い眠りであるノンレム睡眠の時間が減り，浅いレム睡眠の時間が増え，睡眠中の途中覚醒も多くなり，全体的に浅い眠りとなる．

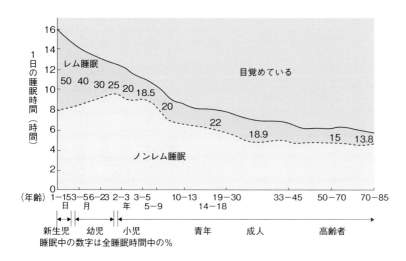

睡眠中の数字は全睡眠時間中の％

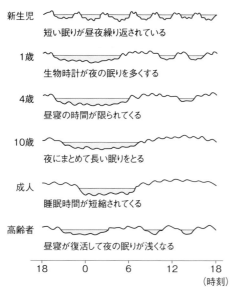

末梢神経

末梢神経は12対の脳神経と31対の脊髄神経からの枝で構成されている．

それらははたらきの点で，体性神経と自律神経に分けられる．

● 12対の末梢神経

番号	神経名	運動神経枝	感覚神経枝	自律神経 （副交感神経）枝
Ⅰ	嗅神経		嗅覚	
Ⅱ	視神経		視覚	
Ⅲ	動眼神経	眼球運動（上直筋・下直筋・内側直筋・下斜筋） 眼瞼挙上（眼瞼挙筋），水晶体厚調節（毛様体筋）		
Ⅳ	滑車神経	眼球運動（上斜筋）		
Ⅴ	三叉神経	咀嚼筋（下顎神経）	顔面の知覚	
Ⅵ	外転神経	眼球運動（外側直）		
Ⅶ	顔面神経	顔面表情筋	味覚（舌前 2/3）	唾液分泌（顎下腺・舌下腺）
Ⅷ	内耳神経		聴覚・平衡覚	
Ⅸ	舌咽神経	嚥下運動（咽頭筋）	味覚（舌後 1/3） 咽頭の感覚	唾液分泌（耳下腺）
Ⅹ	迷走神経	嚥下運動（軟口蓋・咽頭の筋）発声・構音（喉頭筋：反回神経）	外耳・鼓膜の感覚	心臓ポンプ機能抑制，気管支収縮・粘液分泌促進，消化管活動促進
Ⅺ	副神経	頭の捻転（胸鎖乳突筋），肩甲骨挙上（僧帽筋）		
Ⅻ	舌下神経	舌の運動		

■ 脳神経

12対の脳神経からは，運動神経枝，感覚神経枝，副交感神経枝が出て，

末梢のおもに首から上の各器官と胸腹部器官に分布している．

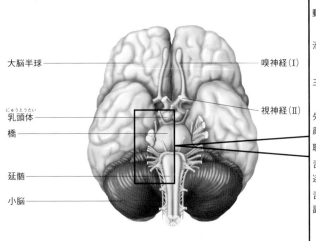
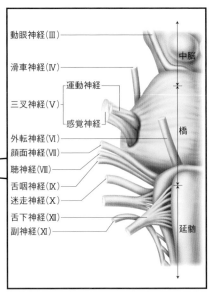

● 脳神経が支配する外眼筋

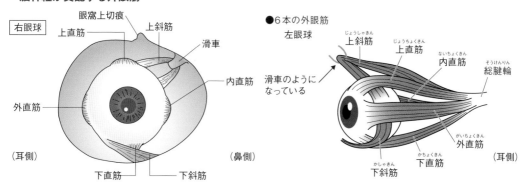

眼球を動かす筋肉を**外眼筋**といい，上直筋，下直筋，内直筋，外直筋，上斜筋，下斜筋がある.

・上直筋，下直筋，内直筋，下斜筋は**動眼神経**によって支配されている.

・上斜筋は**滑車神経**が支配し，外直筋は**外転神経**が支配している.

● **迷走神経と反回神経**

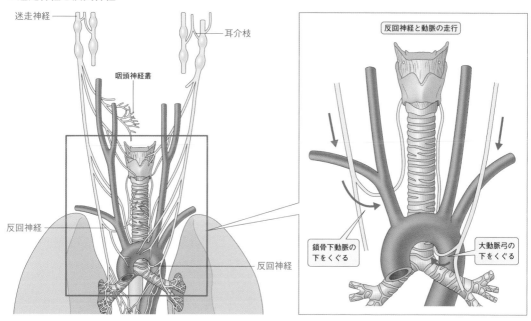

迷走神経は，胸腹部の器官を副交感性に支配している.

反回神経は胸腔内で迷走神経から分岐した神経で，右は鎖骨下動脈，左は大動脈弓を前方より後方へ反回し，喉頭を支配する.

脊髄神経

■ 脊髄神経

31対の脊髄神経は，肋間神経を除いて神経叢を形成している．各神経叢から分かれる重要な神経について覚えておく必要がある．

■ 脊髄神経とその支配

脊髄神経は，椎骨間から左右に31対出ている．頸神経8対，胸神経12対，腰神経5対，仙骨神経5対，尾骨神経1対から構成されている．

・第1〜4頸神経の枝から，頸神経叢が構成されている．

・第5〜8頸神経の枝と，第1胸神経から腕神経叢が構成されている．

・第12胸神経の枝と第1〜4腰神経の枝は腰神経叢を構成する．

・第4，第5腰神経からの枝と第1〜3仙骨神経からの枝は，仙骨神経叢を構成する．

・第1胸神経の枝と第2〜11胸神経は，神経叢を構成せず，肋間神経となっている．

・第12胸神経の枝が，肋下神経となっている．

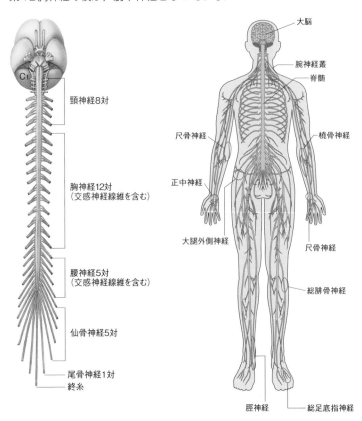

頸神経8対

胸神経12対
（交感神経線維を含む）

腰神経5対
（交感神経線維を含む）

仙骨神経5対

尾骨神経1対
終糸

大脳

腕神経叢
脊髄

尺骨神経

橈骨神経

正中神経

大腿外側神経

尺骨神経

総腓骨神経

脛神経　　　総足底指神経

脊髄神経のもつ機能について，頸神経叢からは横隔膜を支配する横隔神経，腕神経叢からは上肢を支配する神経群，腰神経からは，股関節の屈曲にかかわる大腿神経など，仙骨神経叢からは腓骨神経など下腿を支配する神経と，骨盤神経や陰部神経のように排泄に関与する神経が分岐している．

主な神経	前枝（神経叢）	支配領域	神経障害・症状
横隔神経	$C_1 \sim C_2$（頸神経叢）	横隔膜，頸部・肩の皮膚や筋	呼吸障害（人工呼吸管理必要）
腋窩神経	$C_5 \sim C_8$，T_1（腕神経叢）	三角筋，肩の皮膚 胸部頭側の筋と皮膚	三角筋の麻痺・萎縮
橈骨神経	$C_5 \sim C_8$，T_1（腕神経叢）	上腕三頭筋・前腕の伸筋群 上肢背側の皮膚知覚	下垂手，手首を伸ばせない 橈骨側手背・手指の知覚麻痺
正中神経	$C_5 \sim C_8$，T_1（腕神経叢）	前腕屈筋群 手の筋群と皮膚	猿手，手を握る・小さなものをつまむができない，橈骨側手掌・指先の知覚麻痺
筋皮神経	$C_5 \sim C_8$，T_1（腕神経叢）	上肢の屈筋群 前後外側の皮膚知覚	肘を曲げられない
尺骨神経	$C_5 \sim C_8$，T_1（腕神経叢）	前腕の屈筋の一部 手の筋群と皮膚	鷲手，指を広げることができない 尺骨側の手背・手掌・手指の知覚麻痺
坐骨神経	$L_4 \sim L_5$，$S_1 \sim S_4$（仙骨神経叢）	股関節の伸筋と膝の屈筋 大腿腹側・下腿腹側	坐骨神経痛，股関節を伸ばしたり膝を伸ばしたりできない
大腿神経	$L_1 \sim L_4$（腰神経叢）	下腹部，大腿腹側・外側の筋（股関節の屈筋，膝の伸筋）	股関節を曲げたり伸ばしたりできない
閉鎖神経	$L_1 \sim L_4$（腰神経叢）	大腿内側の筋群 殿部の小さな筋群 大腿内側・股関節の感覚	大腿を内転できない
上殿神経 下殿神経	$L_4 \sim L_5$，$S_1 \sim S_4$（仙骨神経叢）	殿筋	腰を伸ばしたり大腿を内転できない
腓骨神経	$L_4 \sim L_5$，$S_1 \sim S_4$（仙骨神経叢）	下腿や足の外側	下垂足 足を背屈できない
脛骨神経	$L_4 \sim L_5$，$S_1 \sim S_4$（仙骨神経叢）	下腿や足の背側	足を底屈できない 引きずり足歩行
骨盤神経	$S_2 \sim S_4$（仙骨神経叢）	膀胱，内肛門括約筋	尿意を感じない 尿閉
陰部神経	$S_2 \sim S_4$（仙骨神経叢）	外肛門括約筋	腹圧性尿失禁

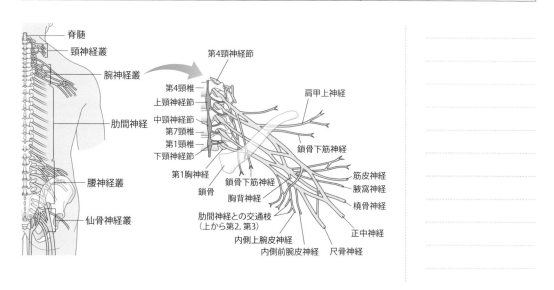

体性神経

■ 体性神経

体性神経は，**感覚神経**と**運動神経**に分けられる．

- 感覚神経の伝導路は**末梢**から**中枢**に伝えられるため，**上行性伝導路**とよばれる．
- 運動神経の伝導路は**中枢**から**末梢**に伝えられるため，**下行性伝導路**とよばれる．

①上行性伝導路
- 感覚器，視覚路，聴覚路，平行覚路，味覚路，嗅覚路など

②下行性伝導路
- 運動路（錐体路，錐体外路）

■ 運動神経

運動神経の伝導路は**延髄**の**錐体**をとって錐体交叉する**錐体路**と，錐体を通らない**錐体外路**に分けられる．

- 錐体外路は**大脳基底核**を通る．
- 錐体路，錐体外路もともに内包を通る．

①錐体路
下行して脳幹から脳神経へ伝わる経路と，脊髄前角から脊髄神経へ伝わる経路に大別される．大部分は**錐体交叉**を行い，神経線維が出た大脳皮質と反対の側の運動終末器に向かい，支配する．大脳皮質運動野の損傷や脳卒中が左側に起きたときに**右片麻痺**が生じるのはこの**脳の対側支配**ためである．

> 錐体路の障害：腱反射・筋緊張の亢進，バビンスキー反射

②錐体外路
錐体を通らず，大脳基底核や視床，脳幹の赤核，黒質，橋核，オリーブ核，小脳などが複雑に関与している．筋の緊張や強調運動を反射的・無意識的に行っている．

> 錐体外路の障害：パーキンソン症状，ハンチントン舞踏病，
> アテトーゼ，バリスムほか

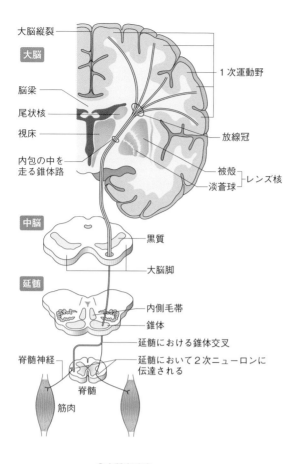

大脳縦裂
大脳
1次運動野
脳梁
尾状核
視床
放線冠
内包の中を走る錐体路
被殻
淡蒼球 ─レンズ核
中脳
黒質
大脳脚
延髄
内側毛帯
錐体
延髄における錐体交叉
脊髄神経
延髄において2次ニューロンに伝達される
脊髄
筋肉

●皮質脊髄路

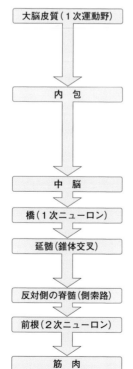

大脳皮質（1次運動野）

内　包

中　脳

橋（1次ニューロン）

延髄（錐体交叉）

反対側の脊髄（側索路）

前根（2次ニューロン）

筋　肉

上位運動ニューロンと下位運動ニューロン

骨格筋を支配する神経細胞は運動ニューロンとよばれる．運動ニューロンはさらに上位運動ニューロン，下位運動ニューロンに分類される．

■上位運動ニューロン

運動指令を伝えるために大脳皮質から脊髄の前角細胞や脳幹の脳神経核まで軸索を伸ばし，シナプスを形成する中枢神経

上位ニューロンの障害：痙性麻痺，腱反射亢進 筋肉トーヌス亢進

■下位運動ニューロン

シナプスで上位ニューロンから運動の命令を受けて，手や足などに伝える末梢神経

下位ニューロンの障害：弛緩性麻痺，筋萎縮，線維束性收縮

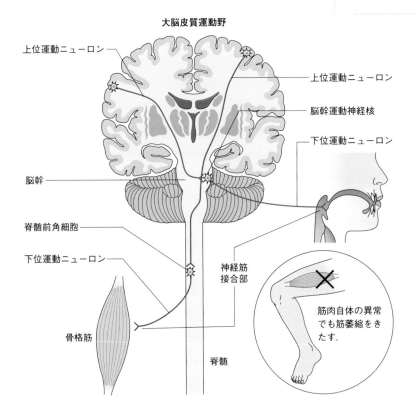

大脳皮質運動野

上位運動ニューロン

上位運動ニューロン

脳幹運動神経核

下位運動ニューロン

脳幹

脊髄前角細胞

下位運動ニューロン

神経筋接合部

骨格筋

脊髄

筋肉自体の異常でも筋萎縮をきたす．

自律神経

交感神経は脊髄から，副交感神経は中脳・延髄・脊髄の下部から出ている．
多くの場合，1つの器官には交感神経，副交感神経のどちらもがつながっている．

● 自律神経とその支配

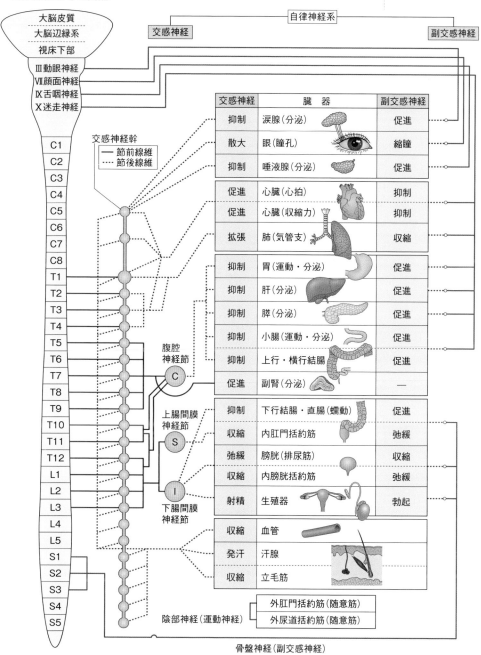

交感神経	臓　器		副交感神経
抑制	涙腺（分泌）		促進
散大	眼（瞳孔）		縮瞳
抑制	唾液腺（分泌）		促進
促進	心臓（心拍）		抑制
促進	心臓（収縮力）		抑制
拡張	肺（気管支）		収縮
抑制	胃（運動・分泌）		促進
抑制	肝（分泌）		促進
抑制	膵（分泌）		促進
抑制	小腸（運動・分泌）		促進
抑制	上行・横行結腸		促進
促進	副腎（分泌）		—
抑制	下行結腸・直腸（蠕動）		促進
収縮	内肛門括約筋		弛緩
弛緩	膀胱（排尿筋）		収縮
収縮	内膀胱括約筋		弛緩
射精	生殖器		勃起
収縮	血管		
発汗	汗腺		
収縮	立毛筋		

大脳皮質
大脳辺縁系
視床下部
Ⅲ動眼神経
Ⅶ顔面神経
Ⅸ舌咽神経
Ⅹ迷走神経

自律神経系
交感神経　　副交感神経

交感神経幹
―― 節前線維
‥‥ 節後線維

C1 C2 C3 C4 C5 C6 C7 C8 T1 T2 T3 T4 T5 T6 T7 T8 T9 T10 T11 T12 L1 L2 L3 L4 L5 S1 S2 S3 S4 S5

腹腔神経節 C
上腸間膜神経節 S
下腸間膜神経節 I

外肛門括約筋（随意筋）
外尿道括約筋（随意筋）
陰部神経（運動神経）

骨盤神経（副交感神経）

日中は交感神経系が優位，睡眠中は副交感神経系が優位となっている．

● 自律神経のはたらき

支配器官		交感神経系	副交感神経系
眼	瞳孔	散大	収縮
	毛様体筋	弛緩	収縮
	涙腺	分泌抑制	分泌促進
心臓	心筋	心拍数増加	心拍数減少
	冠状動脈	拡張	収縮
血管系	腹部血管	収縮	拡張
	筋肉血管	拡張（コリン作動性）	収縮
	皮膚血管	収縮	拡張
肺	気管支	平滑筋弛緩（気管支拡張）	平滑筋弛緩（気管支収縮）
	血管	収縮または拡張	収縮
胃腸の腺		分布血管の収縮・分泌抑制	分布血管の拡張・分泌抗進
腸	腸管	蠕動運動減少	蠕動運動亢進
	括約筋	収縮	弛緩
肝臓		グリコーゲン分解・グルコース放出	グリコーゲン・中性脂肪合成促進
腎臓		レニン分泌増加・尿分泌低下	正常
汗腺		緊張性発汗（局所的）	全般的発汗
膀胱	膀胱壁	弛緩	収縮
	膀胱括約筋	収縮	弛緩
男性生殖活動		射精	勃起
血糖量		増加	正常
一般物質代謝		150％まで増加	正常
副腎分泌		アドレナリン生成増加	アドレナリン生成抑制
精神活動		活性化（緊張・興奮・不安）	リラックス・多幸的

● 自律神経と運動神経，神経伝達物質

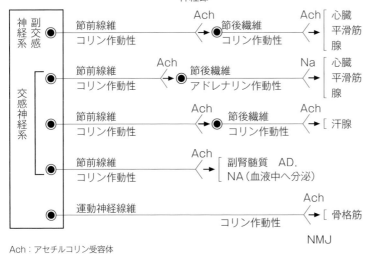

Ach：アセチルコリン受容体
AD：アドレナリン
NA：ノルアドレナリン
NMJ：神経筋接合部

4. 運動器系／A. 骨格の構造と機能

全身の骨格

ヒトのからだの骨組みは，**軸(性)骨格**と**付属(性)骨格**に分けられている．
付属(性)骨格は**上肢骨**と**下肢骨**に分けられる．

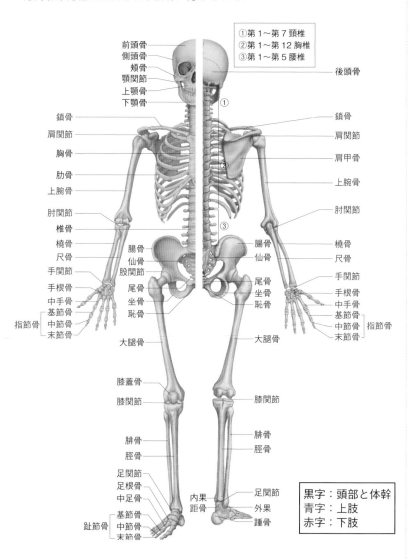

①第1〜第7頸椎
②第1〜第12胸椎
③第1〜第5腰椎

前頭骨
側頭骨
頬骨
顎関節
上顎骨
下顎骨
後頭骨
鎖骨
肩関節
胸骨
肋骨
上腕骨
肘関節
椎骨
橈骨
尺骨
手関節
手根骨
中手骨
基節骨
中節骨
末節骨
指節骨
腸骨
仙骨
股関節
尾骨
坐骨
恥骨
大腿骨
膝蓋骨
膝関節
腓骨
脛骨
足関節
足根骨
中足骨
基節骨
中節骨
末節骨
趾節骨

鎖骨
肩関節
肩甲骨
上腕骨
肘関節
腸骨
仙骨
橈骨
尺骨
手関節
手根骨
中手骨
基節骨
中節骨
末節骨
指節骨
尾骨
坐骨
恥骨
大腿骨
膝関節
腓骨
脛骨
内果
距骨
足関節
外果
踵骨

黒字：頭部と体幹
青字：上肢
赤字：下肢

軸(性)骨格：体軸にある骨格．頭蓋骨，脊柱，肋骨および胸骨のこと．

付属(性)骨格：上肢と下肢の骨格．

　　　　上肢骨：①上肢帯(鎖骨，肩甲骨)

　　　　　　　　②自由上肢

　　　　　　　　　(上腕骨，橈骨，尺骨，手根骨，中手骨，指骨)

　　　　下肢骨：寛骨，大腿骨，膝蓋骨，脛骨・腓骨，足根骨，

　　　　　　　　中足骨，趾骨

軸骨格①

■ 頭蓋骨

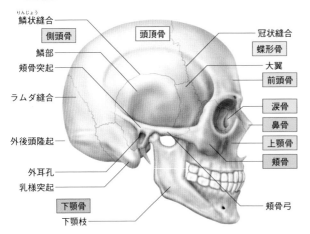

鱗状縫合（りんじょう）
側頭骨
鱗部
頬骨突起
ラムダ縫合
外後頭隆起
外耳孔
乳様突起
下顎骨
下顎枝

頭頂骨

冠状縫合
蝶形骨
大翼
前頭骨
涙骨
鼻骨
上顎骨
頬骨
頬骨弓

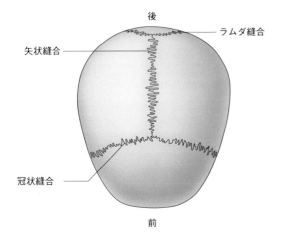

後
ラムダ縫合
矢状縫合
冠状縫合
前

■ 副鼻腔

● 鼻腔正面断面図
（右の鼻腔を前から除いた図）

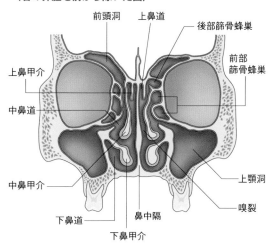

前頭洞　　上鼻道　　後部篩骨蜂巣

上鼻甲介

中鼻道

前部
篩骨蜂巣

中鼻甲介

上顎洞

下鼻道　　鼻中隔

嗅裂

下鼻甲介

● 鼻腔側面断面図
（右の鼻腔を鼻中隔側から見た図）

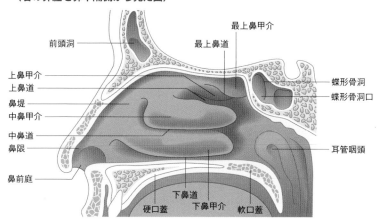

前頭洞　　　　　　　最上鼻道　　最上鼻甲介

上鼻甲介
上鼻道
鼻堤
中鼻甲介
中鼻道
鼻限

蝶形骨洞
蝶形骨洞口

耳管咽頭

鼻前庭

下鼻道　　下鼻甲介

硬口蓋　　　　　　軟口蓋

● 正面図（顔の正面図に副鼻腔と鼻粘膜を透視したもの）

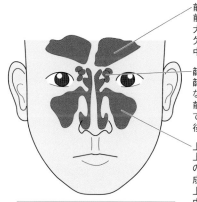

前頭洞
前頭骨内にある．形や
大きさに個人差が大きく，
欠如する場合もある．
中鼻道に開口．

篩骨洞
篩骨内にあり，単一では
なくて蜂巣の集まり．
前部と後部に別れてい
て，前部は中鼻道に，
後部は上鼻道に開口．

上顎洞
上顎骨内にあり，最大
の副鼻腔．
成人で約15 mlの容積．
上の奥歯のすぐ上部．
中鼻道に開口．

正面図（顔の正面図に副鼻腔と鼻粘膜
を透視したもの

軸骨格②

舌骨は，下顎骨の下方で舌根と喉頭の間に位置しているが，他の骨と関節を形成していない．

■舌骨

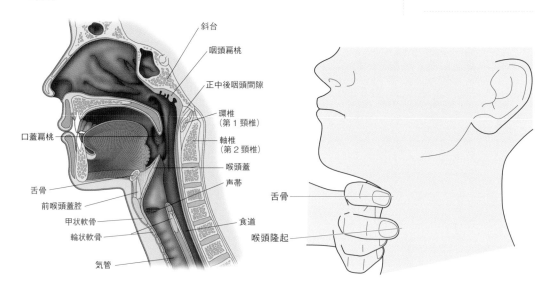

斜台
咽頭扁桃
正中後咽頭間隙
環椎（第1頸椎）
軸椎（第2頸椎）
喉頭蓋
声帯
口蓋扁桃
舌骨
前喉頭蓋腔
甲状軟骨
輪状軟骨
食道
気管
舌骨
喉頭隆起

■胸郭の骨

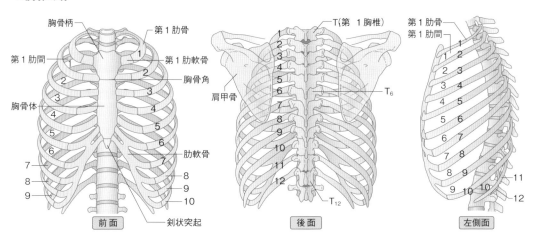

胸骨柄
第1肋骨
第1肋間
第1肋軟骨
胸骨角
胸骨体
肋軟骨
剣状突起
前面

T（第1胸椎）
肩甲骨
T_6
T_{12}
後面

第1肋骨
第1肋間
左側面

■心臓の位置

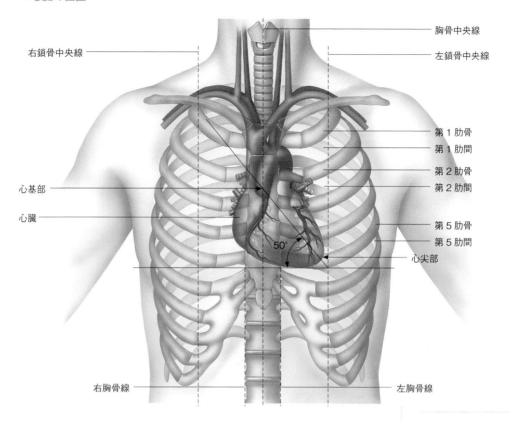

右鎖骨中央線

胸骨中央線
左鎖骨中央線

第1肋骨
第1肋間

第2肋骨
第2肋間

第5肋骨
第5肋間

心尖部

心基部

心臓

50°

右胸骨線

左胸骨線

骨の種類

骨は，体重の20％の重さを占め，その形態と構造によって，5種に分けられる．

①長骨（ちょうこつ）：四肢を構成する下肢や上腕などの骨

②短骨（たんこつ）：手根骨や足根骨，手指骨や足趾骨などの短く小さい骨

③扁平骨（へんぺいこつ）：平たくて板状の頭蓋骨

④混合骨（こんごうこつ）：上記3種に属さず1つの骨で各種の特徴を備えた坐骨，肩甲骨，下顎骨

⑤含気骨（がんきこつ）：空洞が多いかハニカム構造（ハチの巣のような構造）で軽量化されている骨

骨の構造

骨は，骨膜，緻密質，髄腔，海綿，海綿質などから構成されている．

● 骨の構造（例：長骨）

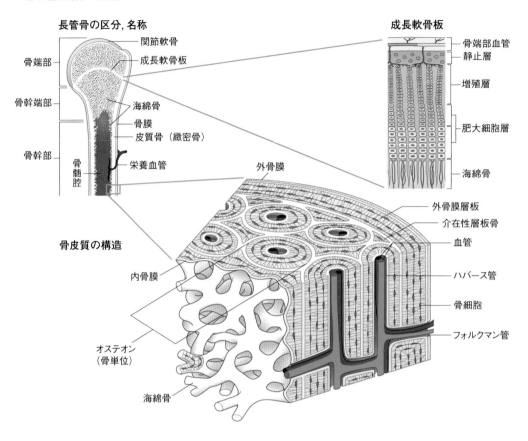

長管骨の区分, 名称

- 関節軟骨
- 成長軟骨板
- 骨端部
- 骨幹端部
- 海綿骨
- 骨膜
- 皮質骨（緻密骨）
- 骨幹部
- 骨髄腔
- 栄養血管

成長軟骨板

- 骨端部血管
- 静止層
- 増殖層
- 肥大細胞層
- 海綿骨

骨皮質の構造

- 外骨膜
- 内骨膜
- オステオン（骨単位）
- 海綿骨
- 外骨膜層板
- 介在性層板骨
- 血管
- ハバース管
- 骨細胞
- フォルクマン管

骨膜	骨の外表面を包む薄くて丈夫な膜．血管と神経が多く，骨の保護や成長，栄養に役立っている．
緻密質	骨の外郭をつくる周囲の部分で硬い．骨に入ってきた血管や神経の通路であるハバース管とよばれる管があり，この管を介して骨の栄養が保たれている．
髄腔	骨の中心部にあって，ここに骨髄が入っている．
海綿質	スポンジのように小さな隙間がたくさんある．

● **長骨(大腿骨)の外観**

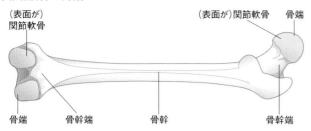

● **骨端の内面と骨端線**

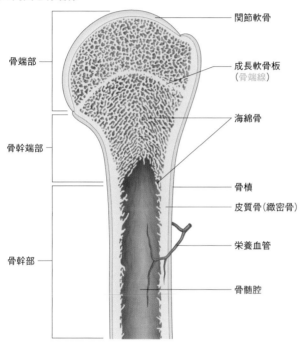

■ 軟骨

- 骨の関節面や骨と骨との結合部, あるいは耳介のような特別な部分にある.

- 骨の成長, ことに長さを増すはたらきを行うとともに, 骨の関節運動を円滑にする. また, 衝撃をやわらげるはたらきをし, やわらかくて弾力性のある軟骨組織からできている.

骨の機能

骨は指示，保護，運動，造血，貯蔵の機能をもつ.

支持：からだを支える.

- 骨格によってからだのさまざまな器官の重量を支え，からだの姿勢を保っている.

保護：脳や内臓を収納，保護する.

- 骨は，衝撃に弱い器官(脳や内臓)を守っている.

  例：脳は頭蓋骨によって守られ，肺や心臓は胸郭によって収納，保護されている.

  ※胸郭は，胸部の外郭をつくる籠状の骨格で，胸椎，肋骨，胸骨から構成される.

運動：からだを運動させる.

- 骨の連結部分が，支点，力点，作用点となって，骨に固着(付着)している筋肉が伸びたり縮んだりして，からだの各部分が動く.

造血：血液をつくる.

- 骨の中心部にある骨髄(造血器官)は，赤血球や白血球などの血液細胞をつくる.

  ※骨髄には，血球系細胞(赤血球，白血球，リンパ球，血小板のもとになる巨核球など)に分化できる造血幹細胞が存在している.
  ※造血は，全ての骨の骨髄で行われるわけではない.
  (成人では，胸骨，肋骨，脊椎，骨盤などにある扁平骨や短骨の骨髄でのみ行われる)

- 思春期以後は骨髄に脂肪が入り込み，造血機能を失う.

貯蔵：カルシウムやリン，脂肪を貯蔵する.

- 骨はカルシウムやリンでできている. 必要な場合には骨からカルシウムやリンが放出される.

軟骨組織の種類

軟骨組織は，骨組織と異なって弾力があり，機械的圧力に抵抗性がある．

・基質と軟骨細胞からなり，血管は発達していない．

種類	性質	分布
硝子軟骨	・最も多くみられる． ・光沢のある半透明な乳白色 ・膠原線維コラーゲンが網状に配列	鼻中隔，喉頭，気管， 気管支，肋骨の胸骨端， 長骨の関節面，発生中の骨
線維軟骨	・軟骨細胞の他に線維芽細胞を含む． ・膠原線維コラーゲンが束を形成して波状に走行 ・軟骨膜をもたず周囲の結合組織に連続する．	椎間円板，関節円板， 関節半月，恥骨結合，腱の停止部分
弾性軟骨	・黄色で，透明度が高い． ・弾性線維エラスチンが束を形成し，軟骨細胞の周囲でとくに密	耳介，外耳道，耳管， 喉頭蓋，喉頭軟骨の一部

●椎骨と椎間円板の結合の様子

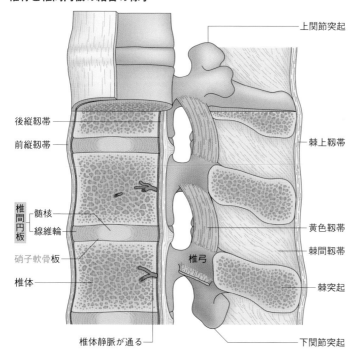

上関節突起

後縦靱帯
前縦靱帯

椎間円板
　髄核
　線維輪
硝子軟骨板
椎体

棘上靱帯

黄色靱帯
棘間靱帯

椎弓

棘突起

椎体静脈が通る

下関節突起

脊柱

脊柱は身体を支える骨組みであり，頸椎，胸椎，腰椎，仙椎(仙骨)，尾椎の5つから構成される．各椎骨は，線維軟骨でできている椎間円盤で連結されている(第一頸椎と第二頸椎，および仙骨を除く)．

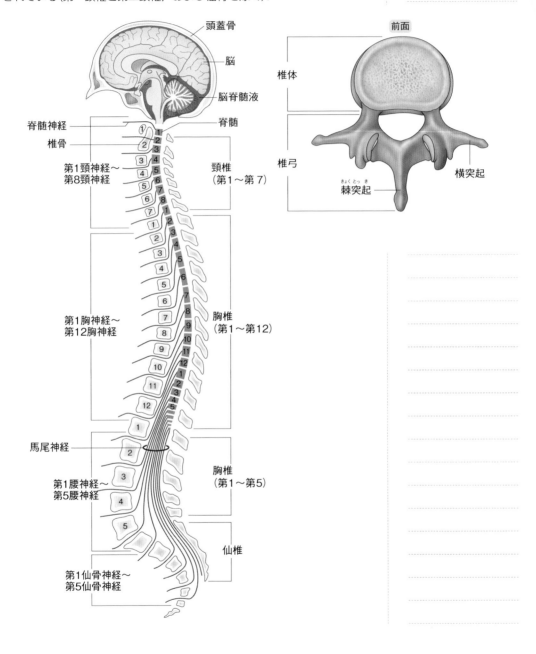

頭蓋骨

脳

脳脊髄液

脊髄

脊髄神経

椎骨

第1頸神経〜
第8頸神経

頸椎
(第1〜第7)

第1胸神経〜
第12胸神経

胸椎
(第1〜第12)

馬尾神経

胸椎
(第1〜第5)

第1腰神経〜
第5腰神経

第1仙骨神経〜
第5仙骨神経

仙椎

前面

椎体

椎弓

横突起

棘突起
（きょく とっ き）

● **環軸関節**

第一頸椎(環椎)と第二頸椎(軸柱)は，椎間円盤で連結されていない．この
構造によって，首を左右に振ることができる．

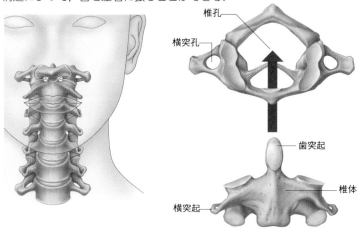

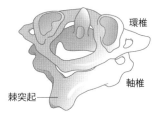

背側から見た図

◆ **臨床でみられる症状の構造機能学上の原因**

• 腰部背椎間狭窄症には，馬尾が通る第三頸椎以下で脊柱管が狭窄す
るために神経根が圧迫されて，間欠性跛行や下肢の痛み，しびれな
どが現れる．

• 腰部椎間板ヘルニアで椎体間の椎間円盤の一部が突出して神経根が
圧迫される．高圧部は第四，第五腰椎間で，腰椎，下肢痛などが現
れる．

● **腰部脊柱管狭窄と腰部椎間板ヘルニアの病態生理**

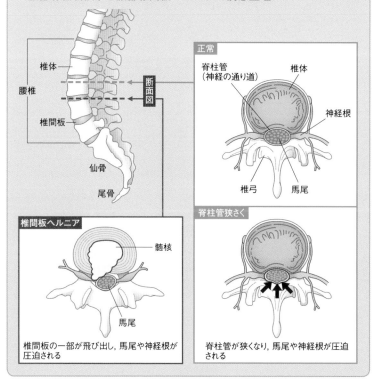

4.運動器系／B.関節の構造

関節の構造と種類

関節は骨・関節軟骨・関節包・滑膜・靭帯などから構成されている.

- 成熟した正常軟骨細胞は細胞分裂をしない.

- 関節軟骨には神経管・血管・リンパ管が存在しない.
  成人の関節軟骨は, 滑膜で産生される滑液からの拡散により栄養される.

- 滑液が関節の潤滑と関節軟骨の栄養を担っている. 関節腔にあり, 無色
  もしくは黄色透明, 粘稠で曳糸性(液体が糸を引く性質)を示す.

●可動結合

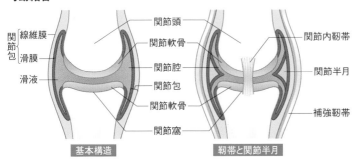

関節包 線維膜
関節包 滑膜
滑液
関節頭
関節軟骨
関節腔
関節包
関節軟骨
関節窩
関節内靭帯
関節半月
補強靭帯

基本構造　　靭帯と関節半月

●不動結合

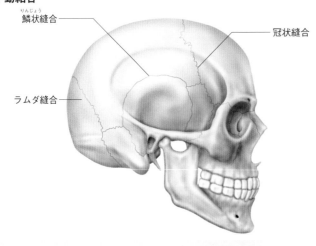

鱗状縫合
ラムダ縫合
冠状縫合

関節可動域

■ 関節の種類と可動性

関節にはさまざまな種類とそれぞれの**可動性**があり，ヒトの複雑な動きを可能にしている.

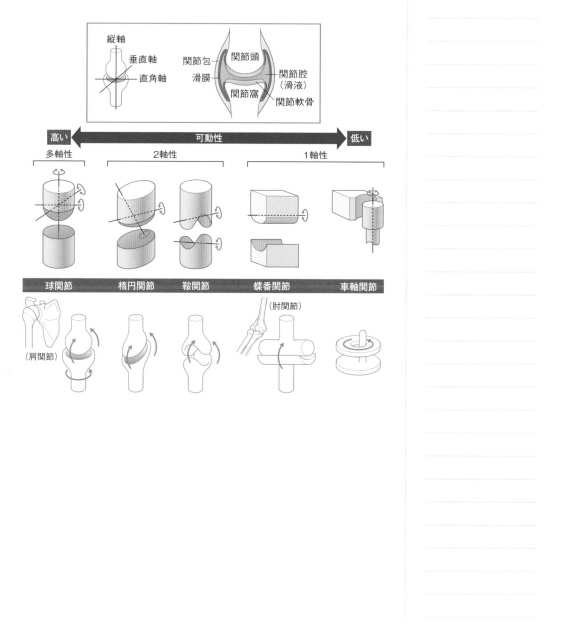

● 手指の関節の名称

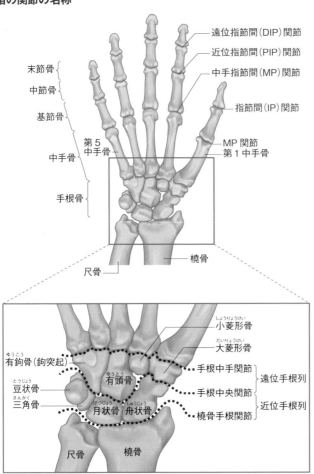

遠位指節間（DIP）関節
近位指節間（PIP）関節
中手指節間（MP）関節

指節間（IP）関節

末節骨
中節骨
基節骨

MP 関節
第1中手骨

第5
中手骨
中手骨

手根骨

橈骨
尺骨

小菱形骨
大菱形骨
手根中手関節
手根中央関節
橈骨手根関節

遠位手根列
近位手根列

有鉤骨（鉤突起）
有頭骨
豆状骨
三角骨
月状骨　舟状骨

尺骨　橈骨

関節の可動域(ROM)

臨床のさまざまな場面で臨機応変に対応するためには，関節の可動域(ROM)を理解しておくことが重要である．

●関節可動域(ROM)表示ならびに測定方法

A. 上肢

部位名	運動方向	参考可動域角度	基本軸	移動軸	測定部位および注意点	参考図
肩甲帯	屈曲	20	両側の肩峰を結ぶ線	頭頂と肩峰を結ぶ線		
	伸展	20				
	挙上	20	両側の肩峰を結ぶ線	肩峰と胸骨上縁を結ぶ線	背面から測定する	
	引き下げ(下制)	10				
肩(肩甲帯の動きを含む)	屈曲(前方挙上)	180	肩峰を通る床への垂直線(立位または坐位)	上腕骨	前腕は中間位とする 体幹が動かないように固定する 脊柱が前後屈しないように注意する	
	伸展(後方挙上)	50				
	外転(側方挙上)	180	肩峰を通る床への垂直線(立位または坐位)	上腕骨	体幹の側屈が起こらないように，90°以上になったら前腕を回外することを原則とする	
	内転	0				
	外旋	60	肘を通る全額面への垂直線	尺骨	上腕を体幹に接して，肘関節を前方90°に屈曲した肢位で行う 前腕は中間位とする	
	内旋	80				
	水平屈曲	135	肩峰を通る矢状面への垂直線	上腕骨	肩関節を外転位とする	
	水平伸展	30				
肘	屈曲	145	上腕骨	橈骨	前腕は回外位とする	
	伸展	5				
前腕	回内	90	床への垂直線	手指を進展した手掌面	肩の回旋が入らないように肘を90°に屈曲する	
	回外	90				

B. 下肢

部位名	運動方向		参考可動域角度	基本軸	移動軸	測定部位および注意点	参考図
股	屈曲		125	体幹と平行な線	大腿骨（大転子と大腿骨外顆の中心を結ぶ線）	骨盤と脊柱を十分に固定する屈曲は背臥位，膝屈曲位で行う 進展は腹臥位，膝伸展位で行う	
	伸展		15				
	外転		45	両側の上前腸骨棘を結ぶ線への垂直線	大腿中央線（上前腸骨棘より膝蓋骨中心を結ぶ線）	背臥位で骨盤を固定する下肢は外旋しないようにする 内転の場合は，反対側の下肢を屈曲挙上してその下を通して内転させる	
	内転		20				
	外旋		45	膝蓋骨より下ろした垂直線	腓骨（腓骨頭と外果を結ぶ線）	背臥位で，股関節と膝関節を90°屈曲位にして行う．骨盤の代償を少なくする	
	内旋		45				
膝	屈曲		130	大腿骨	腓骨（腓骨頭と外果を結ぶ線）	股関節を屈曲位で行う	
	伸展		0				
足	屈曲（底屈）		45	腓骨への垂直線	第5中足骨	膝関節を屈曲位で行う	
	伸展（背屈）		20				
足部	外がえし		20	下腿軸への垂直線	足底面	足関節を屈曲位で行う	
	内がえし		30				
	外転		10	第1，第2中足骨の間の中央線	同左	足底で足の外縁または内縁で行うこともある	
	内転		20				

C. 体幹

部位名	運動方向		参考可動域角度	基本軸	移動軸	測定部位および注意点	参考図
頸部	屈曲（前屈）		60	肩峰を通る床への垂直線	外耳孔と頭頂を結ぶ線	頭部体幹の側面で行う 原則として腰掛け坐位とする	
	伸展（後屈）		50				
	回旋	左回旋	60	両側の肩峰を結ぶ線への垂直線	鼻梁と後頭結節を結ぶ線	腰かけ坐位で行う	
		右回旋	60				
	側屈	左回旋	50	第7頸椎棘突起と第1仙椎の棘突起を結ぶ線	頭頂と第7頸椎棘突起を結ぶ線	体幹の背面で行う 腰かけ坐位とする	
		右回旋	50				
胸腰部	屈曲（前屈）		45	仙骨後面	第1胸椎棘突起と第5腰椎棘突起を結ぶ線	体幹側面より行う 立位，腰かけ坐位，側臥位で行う 股関節の運動が入らないように行う	
	伸展（後屈）		30				
	回旋	左回旋	40	両側の後上腸骨棘を結ぶ線	両側の肩峰を結ぶ線	坐位で骨盤を固定して行う	
		右回旋	40				
	側屈	左回旋	50	ヤコビー線の中点に立てた垂直線	第1胸椎棘突起と第5腰椎棘突起を結ぶ線	体幹の背面で行う 腰かけ坐位または立位で行う	
		右回旋	50				

骨盤

骨盤は左右の寛骨と仙骨からなる.

・寛骨と仙骨は仙腸関節でつながっている.

・寛骨は腸骨, 坐骨, 恥骨からなり, 左右の恥骨は恥骨結合を形成している.

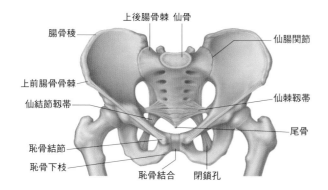

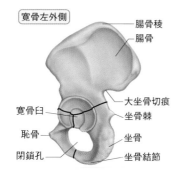

寛骨左外側

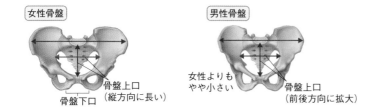

女性骨盤　　　　　男性骨盤

- 仙骨の岬角から恥骨までの最短距離のことを，産科的真結合線とよぶ．骨盤が骨盤外計　測の外結合線は，産科的真結合線によく比例し，骨盤が「狭い」かどうかが判断される．

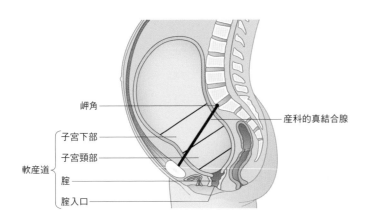

産科的真結合線が，①9.5cm未満の場合は狭骨盤，②9.5〜10.5cmの場合は狭骨盤の傾向があるといえ，③11cmの場合は平均といえる．なお，外結合線が18cm未満も狭骨盤といえる．

- 胎児の頭（児頭）と骨盤の間で大きさの不均衡が存在し，そのために分娩が停止したり，母児への障害をきたり，障害をきたすことが予想される場合を児頭骨盤不均衡（CPD）という．なお，明らかに狭骨盤である場合はCPDとはいわない．

4. 運動器系／C.骨格筋の構造と機能

筋肉とは

■ 筋肉の種類

筋肉は身体の指示や運動にかかわる器官で，骨格筋(身体を支え，動かす筋)，平滑筋(内臓を形成する筋)，心筋(心臓を形成する筋)の3つに大きく分けられる.

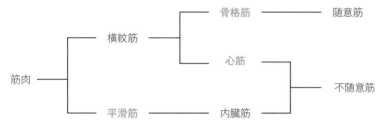

● 随意筋と不随意筋のちがい

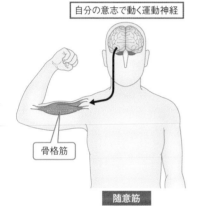

自分の意志で動く運動神経

骨格筋

随意筋

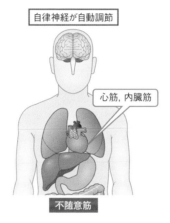

自律神経が自動調節

心筋, 内臓筋

不随意筋

骨格筋の種類と構造

骨格筋と心筋は横紋筋だが，その構造は異なる.

● それぞれの筋肉の特徴・ちがい

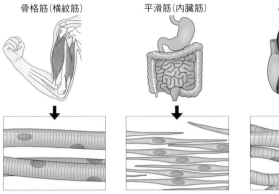
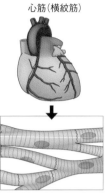

骨格筋（横紋筋）　　　平滑筋（内臓筋）　　　心筋（横紋筋）

	骨格筋	心筋	平滑筋（血管）
貯蔵カルシウム放出機構	活動電位	カルシウム電流	イノシトール三リン酸（IP3）
収縮用カルシウム源	筋小胞体（SR）	筋小胞体（SR）	細胞外カルシウム
			小胞体
筋小胞体のカルシウム保持能力	高	中間	低
カルシウム結合部位	トロポニン	トロポニン	カルモジュリン
筋解剖	横紋	横紋	
		合胞体	合胞体
収縮速度	速い	速い	遅い
収縮様式	単収縮，拘縮	単収縮	単収縮，拘縮
活動電位持続時間	短	長	短，スパイク頻発

● 骨格筋のつくり

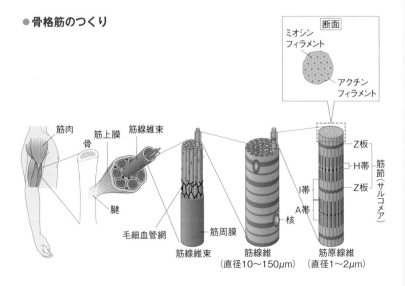

● 顔面・側頭部の筋

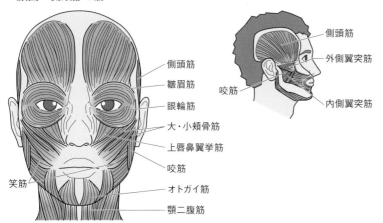

● 骨格筋の形状による分類

	種類	特徴	部位
平行筋	単頭筋	両端が細く，中央が膨れている．筋頭が1つの筋．	三角筋（前・後部），大円筋，小円筋，上腕筋，腕橈骨筋，長掌筋，大腿筋膜張筋，深層外旋六筋，縫工筋，薄筋，長・短腓骨筋，脊柱起立筋群，短橈側主根伸筋など．
	二頭筋	両端が細く，中央が膨れ，筋頭が二分している筋．	上腕二頭筋，大腿二頭筋，大腿直筋，腓腹筋，胸鎖乳突筋など．
	二腹筋	中間膜により筋腹が2つに分かれている．	顎二腹筋，肩甲舌骨筋，外側翼突筋，上斜筋のみ
	多腹筋	中間膜により筋腹が複数に分かれている．	腹直筋のみ．
羽状筋	半（単）羽状筋	筋の片側に腱があり，これに筋束が片側のみに斜走する．	後脛骨筋（下部），長指伸筋，半腱様筋，内・外肋間筋，腰方形筋，大腿方形筋，方形回内筋．
	両羽状筋	筋の中央に腱があり，これに筋束が両側に斜走する．	腓腹筋，上腕三頭筋，大腿直筋，長腓骨筋，後脛骨筋（上部），長趾屈筋，長母指屈筋．
	多羽状筋	筋中央の腱に対してあらゆる方向から斜めに筋線維が付着する．	三角筋（中部），前脛骨筋，肩甲下筋．
鋸筋 (serratus muscle)		筋頭が多数に分かれ，鋸状に見える．	前鋸筋，上・下後鋸筋のみ．
放射状（収束）筋		繊維が放射状に走行している．	中殿筋，大胸筋，広背筋，前頭筋．
輪状筋 （orbicular muscle）		筋がリング状をなし，体内の出入り口を閉じるようにはたらく．	肛門・幽門・前毛細血管括約筋，口・眼輪筋．

■ 骨盤底筋

骨盤の底にあたる部分に位置する筋肉は**骨盤底筋(群)**とよばれる.

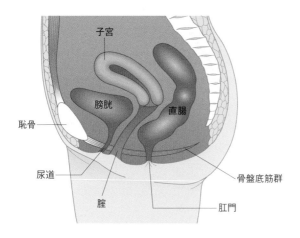

- 子宮
- 膀胱
- 直腸
- 恥骨
- 尿道
- 腟
- 骨盤底筋群
- 肛門

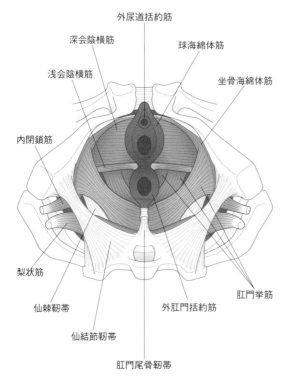

- 外尿道括約筋
- 深会陰横筋
- 球海綿体筋
- 浅会陰横筋
- 坐骨海綿体筋
- 内閉鎖筋
- 梨状筋
- 肛門挙筋
- 仙棘靭帯
- 外肛門括約筋
- 仙結節靭帯
- 肛門尾骨靭帯

筋収縮の機構

筋肉は伸びたり（弛緩），縮んだり（収縮）する．筋収縮は筋原線維の**アクチンフィラメント**と**ミオシンフィラメント**の働きによっておこる.

■ 筋収縮のしくみ

運動神経に興奮が伝わると，筋小胞体からカルシウムイオン（Ca^{2+}）が放出されて，筋腫収縮が生じる.

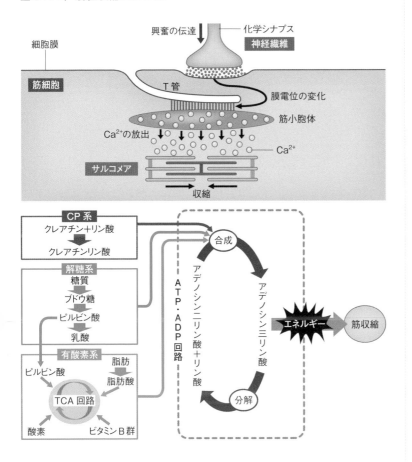

筋は，太いミオシンフィラメントの間を，細いアクチンフィラメントが滑走する（滑り込んだり，元に戻ったりする）ことで，収縮したり弛緩したりする．

・筋収縮は，アクチンがミオシン間に滑り込むことによって生じる．

● **筋が弛緩しているとき**

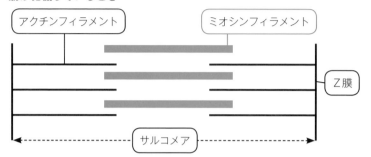

● **筋が収縮しているとき（ミオシンがアクチンを内側に引き寄せる）**

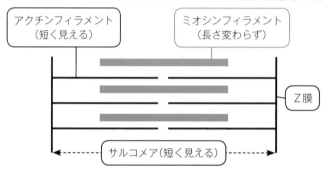

・筋の収縮には，**ATP**と**クレアチンリン酸**が必要である．

・一つの刺激に対し一回だけ収縮することを**単収縮**，繰り返し刺激を与えられると持続的な収縮が起こることを**強縮**という．

・筋疲労では**乳酸**が蓄積している．

四肢の筋

■ 上肢を動かす筋

ADL（Activity of Daily Living：日常生活動作）の維持のために必要な上肢の動きは，上腕を動かす筋群と肘関節を動かす筋群となる．

● 正面

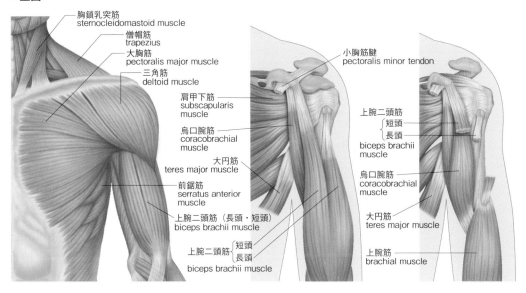

● 背面

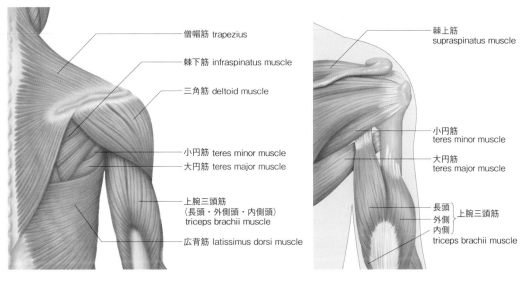

●三角筋の起始・停止

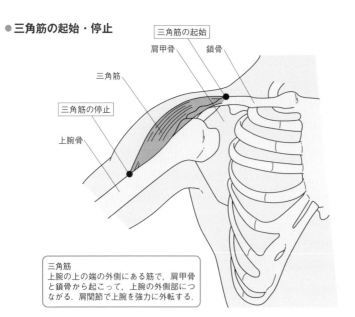

三角筋の起始
肩甲骨　鎖骨
三角筋
三角筋の停止
上腕骨

三角筋
上腕の上の端の外側にある筋で，肩甲骨と鎖骨から起こって，上腕の外側部につながる．肩関節で上腕を強力に外転する．

■三角筋

上腕の外側にある筋で，肩甲骨と鎖骨から起こって，上腕の外側部につながる．肩関節で上腕を強力に外転する．

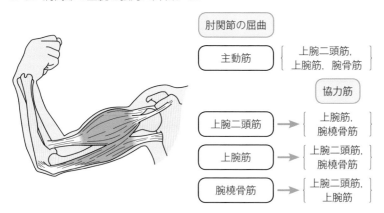

肘関節の屈曲

主動筋 〔 上腕二頭筋，上腕筋，腕骨筋 〕

協力筋

上腕二頭筋 → 〔 上腕筋，腕橈骨筋 〕

上腕筋 → 〔 上腕二頭筋，腕橈骨筋 〕

腕橈骨筋 → 〔 上腕二頭筋，上腕筋 〕

■協力筋と拮抗筋

異なる筋が一つの運動のために協力してはたらくものを協力筋といい，互いに正反対の方向にはたらくものを拮抗筋という．

●協力筋の例

運動	協力筋
上腕内転	大胸筋，広背筋
肘関節屈曲	上腕二頭筋，上腕筋

●拮抗筋の例

関節	屈曲	伸展
肘関節	上腕二頭筋，上腕筋	上腕三頭筋

部位	内転	外転
上腕	大胸筋，広背筋	三角筋

※三角筋は筋肉内注射の部位である．

● 拮抗筋の例

関節	屈曲	伸展
股関節	腸腰筋	大殿筋
膝関節	大腿二頭筋（ハムストリングス）	大腿四頭筋

関節	底屈（屈曲）	背屈（伸展）
足関節	下腿三頭筋	前脛骨筋

部位	内転	外転
上腕	内転筋群	中殿筋

※中殿筋は筋肉内注射の部位である.

■ 下肢を動かす筋

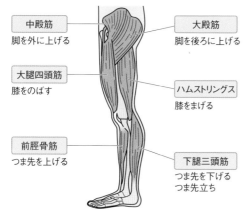

- 中殿筋：脚を外に上げる
- 大殿筋：脚を後ろに上げる
- 大腿四頭筋：膝をのばす
- ハムストリングス：膝をまげる
- 前脛骨筋：つま先を上げる
- 下腿三頭筋：つま先を下げる つま先立ち

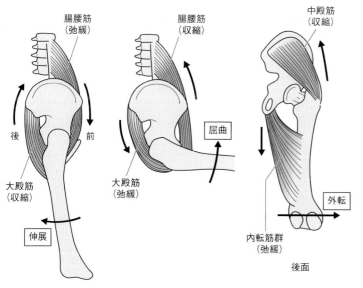

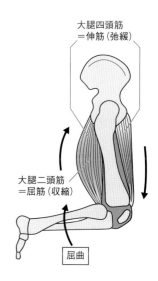

■ 関節運動にかかわる筋

関節	運動	作用筋
股関節	内旋	中殿筋・小殿筋
	外旋	回旋筋群・大殿筋
	屈曲	大腿直筋・腸腰筋
	伸展	大殿筋
	内転	大内転筋・長内転筋
	外転	中殿筋
膝関節	屈曲	半膜様筋・半腱様筋・大腿二頭筋
	伸展	大腿四頭筋（大腿直筋・外側広筋・中間広筋・内側広筋）
足関節	底屈	腓腹筋・ヒラメ筋・後脛骨筋
	伸展	前脛骨筋・長指伸筋
肩関節	屈曲	大胸筋・三角筋
	伸展	広背筋・三角筋
	内転	大胸筋・広背筋・肩甲下筋
	外転	棘上筋・三角筋
	外旋	棘下筋・小円筋
	内旋	大胸筋・三角筋・肩甲下筋・大円筋
肘関節	屈曲	上腕二頭筋・上腕筋・腕橈骨筋
	伸展	上腕三頭筋・肘筋
前腕	回内	方形回内筋・円回内筋
	回外	上腕二頭筋・回外筋
手関節	背屈	長橈側手根伸筋・尺側手根伸筋
	掌屈	尺側手根屈筋・橈側手根屈筋
	橈屈	橈側手根屈筋・短橈側手根伸筋
	尺屈	尺側手根屈筋・尺側手根伸筋

● 前腕の回内・回外と生活動作

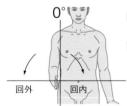

回外：前腕を水平に保った状態から，
　　　手の平を上に向ける運動
回内：前腕を水平に保った状態から，
　　　手の平を下に向ける運動

■ 基本肢位と良肢位

基本肢位：気を付けの姿勢で直立したときの各関節の肢位を0度とした姿
　　　　　勢を基本肢位とよぶ.

良肢位（機能的肢位）：関節が動かなくなった場合に，日常生活動作を行う
　　　　　　　　　うえで最も支障の少ない肢位を良肢位とよぶ.

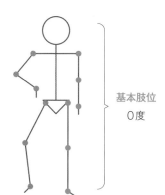

良肢位 {
肩関節：外転10 〜 30度
肘関節：屈曲90度
前腕：回内・回外中間位
手関節：背屈10 〜 20度
股関節：屈曲10 〜 30度,
　　　　外転0 〜 10度
　　　　内転・外転中間位
膝関節：屈曲10度
足関節：背屈／底屈0度
}

基本肢位
0度

● **関節拘縮を生じやすい部位と予防**

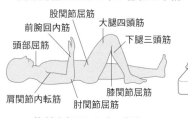

前腕回内筋
頭部屈筋
股関節屈筋
大腿四頭筋
下腿三頭筋
肩関節内転筋
肘関節屈筋
膝関節屈筋

拘縮を起こしやすい部位

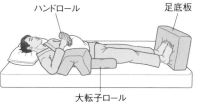

ハンドロール
足底板
大転子ロール

ベッド上の肢位

MEMO

5. 感覚器系／A. 体性感覚
G. 内臓感覚

■ 感覚器と刺激

眼や耳など，刺激を受け取る器官を感覚器（受容器），筋肉などの刺激によって反応する部位を効果器（作動体）という．感覚器で受け取られた刺激は，神経を介して効果器に伝えられる．視覚の感覚器である目の網膜における視細胞のように，変化や刺激を感知するものは感覚受容器とよばれる．

• 感覚には特殊感覚と一般感覚がある．一般感覚は体性感覚と内臓感覚に分けられる．

● 感覚の分類

		感覚の種類	感覚器と受容器
特殊感覚		視*	目（行状体と難状体）
		聴*	耳（有毛細胞）
		嗅*	嗅粘膜（嗅覚ニューロン）
		味*	味蕾（味覚受容細胞）
		平衡感覚（加速度）*	前庭器官（半規管と卵形嚢，球形嚢）（有毛細胞）
一般感覚	体性感覚	表皮感覚 触―圧*	パチニ小体，マイスネル小体，ルフィニ終末，メルケル盤
		温*	（自由神経終末）
		冷*	（自由神経終末）
		痛*	（自由神経終末）
		深部感覚 関節の位置と運動	関節受容器（ルフィニ様終末，ゴルジ終末，パチニ小体など）
		筋の伸張	筋紡錘（神経終末）
		肺の張力	ゴルジ腱受容器（神経終末）
		痛*	（自由神経終末）
	内臓感覚	血圧	頸動脈や大動脈弓の圧受容器（神経終末）
		肺胞の膨満	肺胞壁（神経終末）
		脳脊髄液[H＋]	中枢性化学感受領域（延髄腹側表面）
		血液酸素分圧	頸動脈小体，大動脈小体などの化学受容器（グロムス細胞）
		血液浸透圧	脳室周囲器官，視床下部ニューロン
		血糖値	β細胞，視床下部ニューロン
		痛*	（自由神経終末）

＊意識的に知覚できる感覚

感覚器としての皮膚

■ 皮膚の感覚受容器

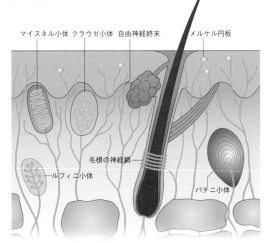

マイスネル小体　クラウゼ小体　自由神経終末　　メルケル円板

毛根の神経網

ルフィニ小体

パチニ小体

- 自由神経終末は痛覚と温冷覚の受容器である.

● 皮膚感覚と対応する感覚受容器

圧覚	マイスネル小体，パチニ小体
触覚	マイスネル小体，パチニ小体
温覚	ルフィニ小体，自由神経終末
冷覚	クラウゼ小体，自由神経終末
痛覚	自由神経終末

- マイスネル小体

接触した物体のエッジの鋭さ，わずかな盛り上がりを検出する.

- メルケル円盤

三直方向の変化に応答し，皮膚に接触した物体の材質や形を検出する.

- ルフィニ小体

四版の長軸に沿って細長く，局所的な圧迫に応じる. 局所的なあるいは
皮膚の伸張に応答する.

- パチニ小体

受容野は大きく，手のどこに加わった刺激にも応答する. 順応が非常に
速く，接触時にまず興奮するのがパチニ小体と考えられる.

- 毛包受容認

関節が曲げられた，または皮膚が擦られたときに，皮膚の伸びを知覚す
る.

5. 感覚器系／B. 視覚

眼のつくりと視覚

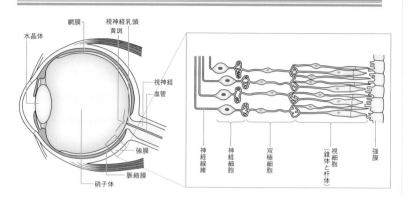

● 眼の構造と各部の特徴

名称	特徴
角膜	・表面より上皮, ボーマン膜, 固有質(実質), デスメ膜, 内皮の5層で構成される. ・眼における光の屈折力全体のおよそ2/3は角膜によるものである.
結膜	眼瞼結膜, 結膜円蓋, 球結膜の3部に区分される.
強膜	眼球の外側にある白い不透明なかたい膜で, 俗に白目といわれる部分である.
瞳孔	虹彩の中央にある円形の穴で, 虹彩のはたらきにより自律的に大きさが変化して光の透過量の調節等の役割をしている.
虹彩	・角膜を通して, 外から(日本人の多くの場合)茶色に見える部分で, 中央には丸い瞳孔がある. ・瞳を小さくする筋肉と瞳を大きくする筋肉の2つの筋肉があり, 瞳の大きさを変化させながら, 眼球内に入ってくる光の量を加減する.
毛様体	・毛様体筋という筋肉があり, 毛様体筋のはたらきによってチン氏帯を通じて水晶体の厚みを変化させ, 網膜にはっきりした像を結ぶようにしてピント合わせ(調節)をする. ・角膜と水晶体の栄養に必要な房水を眼球内に分泌する役割もある.
脈絡膜	・強膜の内側にある部分で, 色素が多いために黒く, 虹彩とともに瞳以外から余分な光が眼球の中に入ってこないようにしている. ・虹彩, 毛様体, 脈絡膜の3つを合わせて, ぶどう膜(uveal tract)とよぶ.
水晶体	・眼のレンズといわれ眼球内に入ってきた光線を屈折するはたらきと, 毛様体によって厚さを変えられて網膜像を調節するはたらきをもっている. ・白内障は水晶体が濁った状態である.
網膜	・錐(状)体と桿(状)体とよばれる二種類の視細胞があり, 光, 色, 形を感じる. ・錐(状)体は色覚に関与し, アイオプシンという視物質を含む. ・桿(状)体は明暗の識別に関与し, ロドプシン(感光物質)という視物質を含む.
前房	角膜と虹彩の前面の間の部分を指す.
後房	虹彩後面と水晶体の間, 水晶体と硝子体の間の部分を指す.
黄班	眼底の中心部を指す.
中心窩	・黄班の中心を中心窩とよぶ. ・視覚が最も鋭敏である.
視神経	中枢神経の白質に属し, 約60～80万の神経繊維からなっている.
視神経乳頭	脳の方へ神経線維が神経系として脳のほうへ送られる場所である.
チン氏帯	毛様体小帯やチン小帯などともよばれ, 水晶体をつっている細い線維である.
硝子体	眼球内の大部分を占める無色透明なゲル状のもので, 眼球の形を保ち, 外から眼球に加わった力に抵抗するはたらきをする

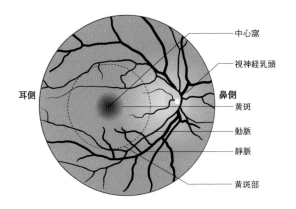

中心窩

視神経乳頭

耳側

鼻側
黄斑

動脈

静脈

黄斑部

視野と半盲

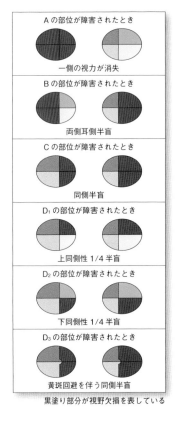

A の部位が障害されたとき

一側の視力が消失

B の部位が障害されたとき

両側耳側半盲

C の部位が障害されたとき

同側半盲

D₁ の部位が障害されたとき

上同側性 1/4 半盲

D₂ の部位が障害されたとき

下同側性 1/4 半盲

D₃ の部位が障害されたとき

黄斑回避を伴う同側半盲

黒塗り部分が視野欠損を表している

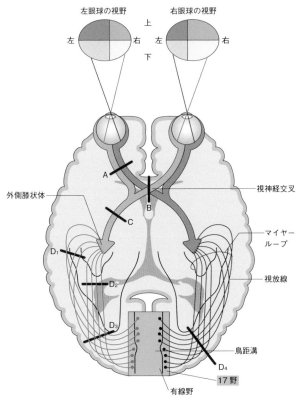

左眼球の視野　　右眼球の視野

上
左　　右　　左　　右
下

外側膝状体

視神経交叉

マイヤー
ループ

視放線

鳥距溝

17 野

有線野

明暗調節と明順応・暗順応

眼は，明るいところでは瞳孔を小さくて光が入りすぎないように，暗いところでは瞳孔を大きくして光を取り入れようとする，明暗調節を行う．

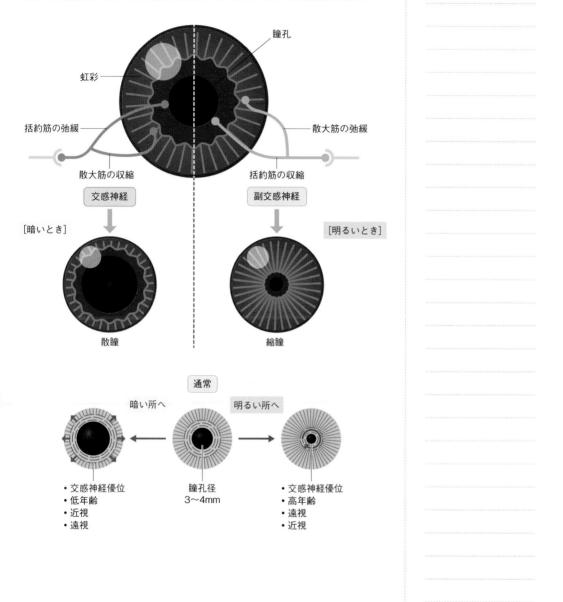

遠近調節

眼は，**水晶体**の厚さを変化させることで，遠近両方にピントを合わせることができる．水晶体は，近くを見るときには分厚くなり，遠くを見るときには薄くなる．

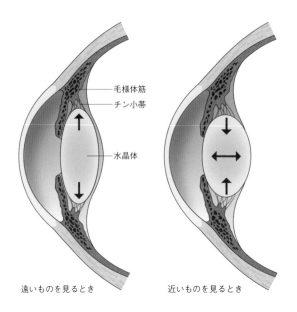

毛様体筋
チン小帯
水晶体

遠いものを見るとき　　　　　近いものを見るとき

水晶体が厚くならず，焦点が合わずに近くがぼやけるようになることを老視(老眼)という．

5.感覚器系／C.聴覚

外耳・中耳・内耳の構造

耳は空気の振動である音波を受け取る器官である. 音波は外耳→中耳→内耳へと巧妙に伝えられ, 最終的に聴覚を生じさせる. 耳は以下のようなつくりになっている.

● 耳の構造(外耳・中耳・内耳)

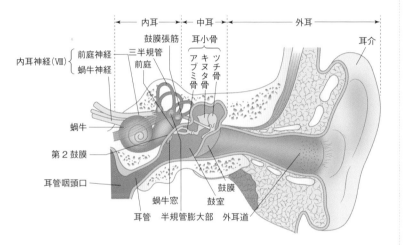

● 耳の構造と各部の特徴

名称	特徴
外耳道	• 約3.5cmの長さで, 外側の1/3を軟骨部, 内側の2/3を骨部とよぶ. • 軟骨部に飲み, 毛や皮膚腺がある.
鼓膜	振動して耳小骨に音を伝える.
鼓室	• 側頭骨の含気腔とつながっている. • 中耳炎の主体となる部分であり, すぐ横に味覚の神経が通るため, 鼓室の病気や手術で味覚が鈍くなることがある.
耳管	• 上咽頭(鼻の奥)とつながり, 空気を出し入れすることで中耳腔の圧の調節をする. • 細菌などが入ると中耳炎の原因になる.
耳小骨	鼓膜から内耳へ音を伝える.
蝸牛	内部にコルチ器をもつ. コルチ器は音を電気刺激に変換し, 聴神経へと伝える.
半器官	• 丸くなった根本(膨大部)に身体の平衡を感じる部分である. • 前庭神経につながっている.

聴覚と聴力

外耳道から入った空気の振動は中耳に伝わり，蝸牛管内の外リンパ液へと伝わる．振動はさらに内リンパ液，ラセン器に伝わって，活動電位として脳に伝わる．

● **聴覚**

ラセン器

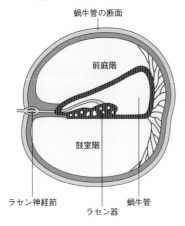

蝸牛管の断面

前庭階

鼓室階

ラセン神経節　　蝸牛管
　　ラセン器

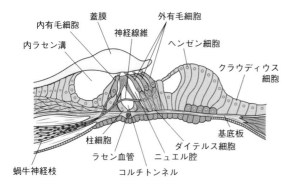

蓋膜　　外有毛細胞
内有毛細胞　神経線維
内ラセン溝　　　　ヘンゼン細胞
　　　　　　　　　クラウディウス細胞
　　　　　　　　　　基底板
柱細胞　　ダイテルス細胞
ラセン血管　ニュエル腔
蝸牛神経枝　　コルチトンネル

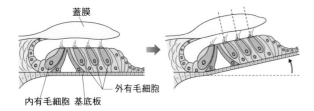

蓋膜

内有毛細胞　基底板
外有毛細胞

5.感覚器系／D.平衡感覚

耳は身体の傾きや回転方向を受容する平衡受容器でもある.

【体の回転】

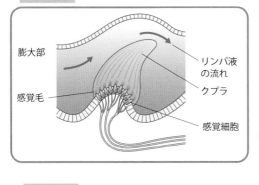

膨大部
リンパ液の流れ
感覚毛
クプラ
感覚細胞

半規管
前庭神経
膨大部
前庭(卵形嚢, 球形嚢)

【体の傾き】

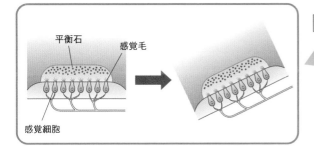

平衡石　　感覚毛
感覚細胞

平衡覚器は内耳に存在し, 頭部の傾き(静的平衡覚)を感知する平衡斑と, 頭部の傾き(動的平衡覚)を感知するクプラがある.

動的平衡覚：頭が動いているとき, その運動方向がわかるもの.
　　　　　　内耳の半規管の膨大部のクプラで察知される.

静的平衡覚：じっとしているとき, 自分の頭がどちらに傾いているかがわ
　　　　　　かるもの.
　　　　　　内耳の前庭にある卵形嚢と球形嚢の平衡斑で検知される.

■ 平衡覚受容器(前庭の中にある平衡斑)

- 平衡斑にはゼラチン様基質があり, その下には有毛細胞, その上にはカルシウム塩からなる小さな石でできた耳石(平衡石)が乗っている.

- 頭部の位置が変化するとこの耳石が動き, それにつられてゼラチン様基質も動き, ゼラチン様基質にまで伸びている有毛細胞の毛が曲がり興奮し, その興奮が電気信号を発生させ, 前庭神経を経て脳へと伝わる.

5.感覚器系／味覚・嗅覚・皮膚感覚

味覚と嗅覚

ヒトは光や音波に加え，化学物質も受容する．味覚や嗅覚は化学物質によって起こる感覚である．

■味覚器

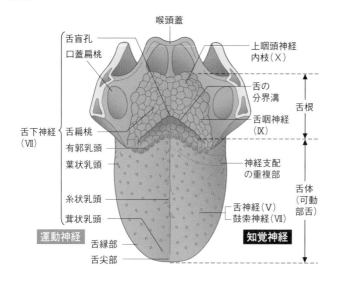

●味蕾

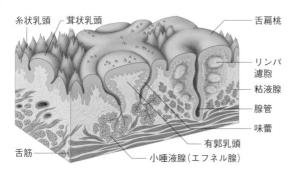

■嗅覚器

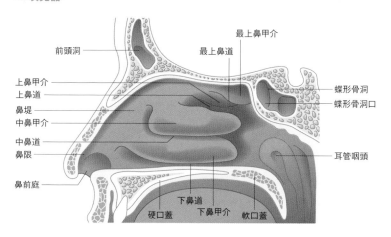

前頭洞
最上鼻甲介
最上鼻道
上鼻甲介
上鼻道
鼻堤
中鼻甲介
中鼻道
鼻限
鼻前庭
蝶形骨洞
蝶形骨洞口
耳管咽頭
下鼻道
硬口蓋
下鼻甲介
軟口蓋

● 鼻腔と副鼻腔

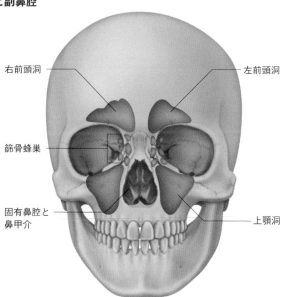

右前頭洞
左前頭洞
篩骨蜂巣
固有鼻腔と
鼻甲介
上顎洞

●嗅覚

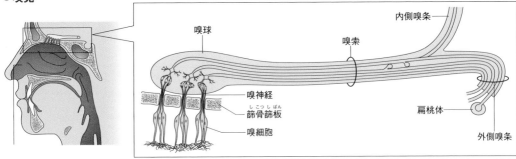

嗅上皮は鼻腔の上部にある上皮であり，嗅細胞，支持細胞と基底細胞から構成され粘液に覆われている.

- 嗅上皮にはボウマン腺があり，嗅上皮の表面を覆う粘液を分泌する.

- 嗅上皮の表面の粘液中には嗅細胞の嗅覚受容器をもつ嗅小毛が存在し，匂い分子を感知する.

- 個別の風味は嗅覚化学受容体を刺激する芳香に左右されるので，味覚と嗅覚は生理学上，相互依存し合う.

- 嗅覚，味覚いずれか一方の機能不全は，しばしば他方にも障害をきたす.

- 嗅覚と味覚の障害が人の生活や生命を脅かすことはまれであるために，嗅覚と味覚が生活の質に及ぼす影響は重大であるのに，しばしば十分な医学的注意が払われない.

- 高齢者における嗅覚・味覚の消失は食物の摂取量を減少させ，患者の衰弱を促進することがある.

- 嗅覚異常の中で，異常な味覚を伴う一部の症例は，歯の衛生不良に起因する.

- 嗅覚鈍麻（嗅覚の低下）と味覚鈍麻（味覚の低下）は，急性インフルエンザに続発することがあり，通常は一過性である.

- タバコの吸いすぎ，シェーグレン症候群，頭頸部の放射線療法，または舌の落屑などに由来する口腔粘膜の乾燥は，味覚を損ない，さまざまな薬物(例：抗コリン作用薬およびビンクリスチン)が味覚を変え，いずれの場合にも，味覚受容体が広く障害される.

MEMO

MEMO

6. 循環器系／A. 心臓の構造と機能

哺乳類の心臓は右心房，右心室，左心房，左心室の４つから構成される．
心筋が収縮することで，血液が全身に送り出される．

● 心臓の外観

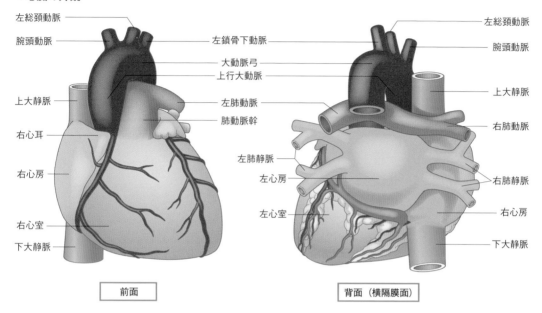

左総頚動脈
腕頭動脈
左鎖骨下動脈
大動脈弓
上行大動脈
左肺動脈
肺動脈幹
上大静脈
右心耳
右心房
右心室
下大静脈

左総頚動脈
腕頭動脈
上大静脈
右肺動脈
左肺静脈
左心房
左心室
右肺静脈
右心房
下大静脈

| 前面 | 背面（横隔膜面） |

- **冠動脈**は心臓の栄養血管で，大動脈の基部(根本)から左右に１本ずつ分岐している．
- **左冠動脈**は左前下行枝と左回旋枝に分かれる．

心臓には**右心房**，**右心室**，**左心房**，**左心室**がある．

● 心臓の内部構造と機能血管

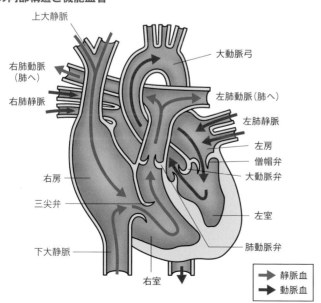

上大静脈
右肺動脈（肺へ）
右肺静脈
大動脈弓
左肺動脈（肺へ）
左肺静脈
左房
僧帽弁
大動脈弁
右房
三尖弁
左室
下大静脈
肺動脈弁
右室

| → 静脈血 |
| → 動脈血 |

- **右**の房室間には**三尖弁**，**左**の房室間には**僧帽弁**がある．

- 全身から戻った**静脈血**は，上下の**大静脈**から**心臓**に送り込まれる．

- 静脈血は，右心房から右心室へ送られ，**肺動脈**を通って肺に送られる．

- 肺に送られた静脈は，**ガス交換**されて**動脈血**となって，**肺静脈**を通って**左心房**に送られる．

- 左心房に入った動脈血は，左心室に入り，**大動脈**を通って全身に送られる．

- 肺動脈の入り口には**肺動脈弁**があり，大動脈の入り口には**大動脈弁**がある．

心臓の自動的な収縮・拡張は，特殊心筋で構成される**刺激伝導系**によって引き起こされる．

● 刺激伝導路

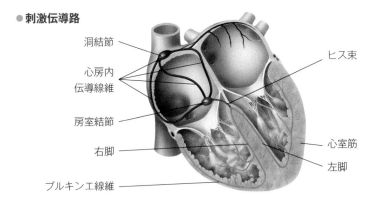

洞結節
心房内伝導線維
房室結節
右脚
プルキンエ線維
ヒス束
心室筋
左脚

- 心臓のペースメーカー（歩調とり）は，右心房の上大静脈開口部付近にある**洞結節**である．

- 洞穴節の興奮は**房室結節**に伝わり，**ヒス束**から右脚・左脚へ伝わる．そして**プルキンエ線維**から**心室**の固有心筋に伝えられ，心室の**収縮**が起こる．

心電図は心臓の電気的興奮の様子をグラフにしたものである.

● **正常な心電図**

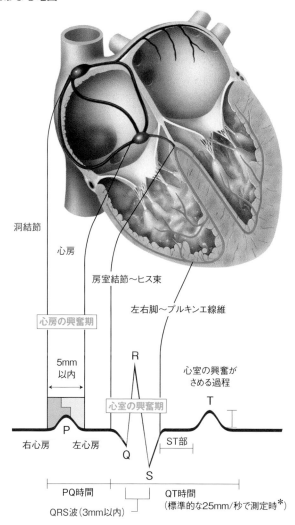

洞結節

心房

房室結節〜ヒス束

左右脚〜プルキンエ線維

心房の興奮期

5mm
以内

R

心室の興奮が
さめる過程

心室の興奮期

T

P

右心房　左心房

ST部

Q

S

PQ時間

QRS波（3mm以内）

QT時間
（標準的な25mm/秒で測定時*）

- P波は心房の電気的興奮（脱分極，心房の収縮）をあらわしている.

- QRSは心室の電気的興奮（脱分極，心室の収縮）をあらわしている.

- T波は心室の電気的興奮からの回復（再分極）をあらわしている.

心臓の機能

心臓は全身に血液を循環させるためのポンプとして機能する.

- 心室が収縮したときに動脈内に送り出された血液が血管壁を押す力が，
  収縮期内圧である.

- 心室が拡張したときの動脈内圧が拡張期血圧である.

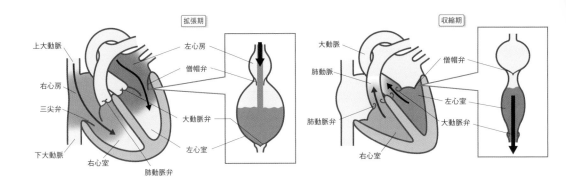

心臓の収縮・拡張と心音

心音は心臓が収縮または拡張するときに弁が閉じる音である.

- Ⅰ音は心室が収縮を開始するときに聞こえる,三尖弁と僧帽弁が閉じる音である.
- Ⅱ音は心室が拡張を開始するときに聞こえる,肺動脈弁と大動脈弁が閉じる音である.

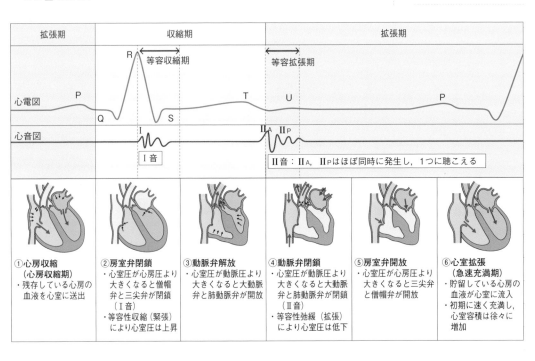

◆臨床でみられる症状の構造機能学上の原因

●心音の聴取部位

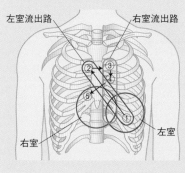

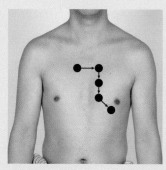

①大動脈領域（第2肋間胸骨右縁）

　大動脈弁および大動脈の音が最も強く聴診される領域

②動脈領域（第2肋間胸骨左縁）

　肺動脈弁および肺動脈の音が最も強く聴診される領域.

③エルブの領域（第3肋間胸骨左縁）

　大動脈弁領域および肺動脈弁領域の音を聴取するのに都合よい領域

④三尖弁領域（第4肋間胸骨左縁）

　三尖弁および右室の音が最も強く聴診される領域

⑤僧帽弁領域（第5肋間と左鎖骨中線の交点）

　左室の直上にあり，ときには心尖部が含まれ，僧帽弁と左室に関連
した音が最も強く聴取される部位

6.循環器系／B.血管系の構造と機能

動脈・静脈・毛細血管

血液は動脈を通って心臓から身体の各場所に送られ，静脈を通って心臓に戻る．動脈と静脈は毛細血管によってつながっている．心臓と血管をまとめて血管系とよぶ．

● 血管のつくり

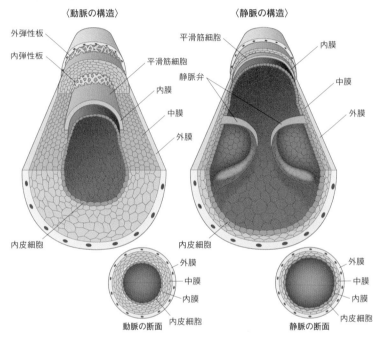

〈動脈の構造〉

外弾性板
内弾性板
平滑筋細胞
内膜
中膜
外膜
内皮細胞

外膜
中膜
内膜
内皮細胞
動脈の断面

〈静脈の構造〉

平滑筋細胞
内膜
静脈弁
中膜
外膜
内皮細胞

外膜
中膜
内膜
内皮細胞
静脈の断面

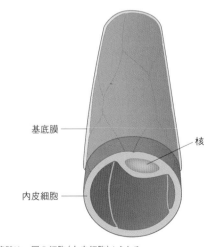

基底膜
核
内皮細胞

血管壁は一層の細胞（内皮細胞）からなる

118

肺循環と体循環

血液の循環は全身に末梢動脈血を送り，心臓に静脈血を送る**体循環**と，右心から肺に静脈血を送り，**ガス交換**を行って動脈血として左心に送る**肺循環**がある．

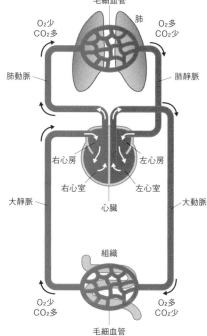

■ **血管吻合**

末梢動脈の多くは**血管吻合**をもつため，一部で血流障害が生じても別のルートで血液が供給される．

- 一部の吻合をもたない末梢動脈では，血流障害が生じるとその部分より抹消には血液が供給されず，組織壊死が生じる．

- 吻合をもたない動脈を**終動脈**とよび，脳血管，冠動脈，腎動脈などがある．

■血管吻合

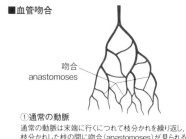

①**通常の動脈**
通常の動脈は末端に行くにつれて枝分かれを繰り返し，枝分かれした枝の間に吻合(anastomoses)が見られる

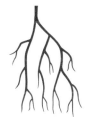

②**終動脈**
終動脈：枝分かれした枝の間に吻合が見られない動脈で，心臓,脳,肺,腎臓などに見られる

対性動脈・無対性動脈（不対性動脈）

- **対性動脈**とは，左右で対になっているもので，肋間動脈，腎動脈，精巣動脈，卵巣動脈などがある

- **無対性動脈**は，対をなしていない動脈で，腹腔動脈，上腸間膜動脈，下腸間膜動脈などがある．

動脈系

動脈は中枢動脈とよばれる大動脈と，大動脈から分岐する末梢動脈に分けられる．

・心臓から出た大動脈は，上行大動脈，大動脈弓，下行大動脈に分けられる．

・下行大動脈は胸大動脈と腹大動脈とに分けられる．

以下に，各大動脈から分岐する末梢動脈について示す．

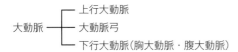

上行大動脈

①（左右）冠動脈（⇒心臓）

大動脈弓

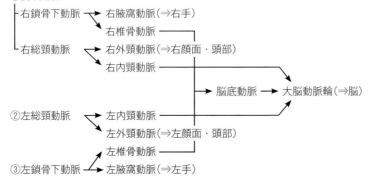

・脳は内頸動脈と椎骨動脈から栄養される．
・外頸動脈と内頸動脈との分岐部に頸動脈小体がある（化学受容体＝呼吸調節）．
・内頸動脈の起始部のふくらんだ部分を頸動脈洞という（圧受容体＝**血圧調節**）．
・化学受容体と圧受容体は，大動脈弓にも存在する．

下行大動脈（胸大動脈・腹大動脈）

胸大動脈

気管支動脈（⇒肺）

肋間動脈（⇒胸壁，9対＋1対）

腹大動脈

①腹腔動脈　　　　（⇒胃・十二指腸・肝・胆・膵・脾）

②上腸間膜動脈　　（⇒小腸から横行結腸）

③（左右）腎動脈　　（⇒腎臓）

④下腸間膜動脈　　（⇒下行結腸から直腸）

（左右）総腸骨動脈 ➤ （左右）内腸骨動脈（⇒骨盤内臓）
　　　　　　　　　　　（左右）外腸骨動脈（⇒下肢）

静脈系

全身を環流した血液は静脈血となって上大静脈, 下大静脈に集められて右心房に送られる.

- 心臓を栄養した血液は, 冠状静脈洞に集められ, 右心房に送られる.

以下に, 全身から心臓に送られる静脈の経路について示す.

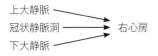

1. 心臓　冠状静脈 ⟶ 冠状静脈洞 ⟶ 右心房

2. 頭部　脳　⇒　硬膜静脈洞 ⟶ 内頸静脈
　　　　顔面・頭部 ⟶ 外頸静脈

3. 上肢　肘正中静脈など ⟶ 鎖骨下静脈 ⟶ 腕頭静脈 ⟶ 上大静脈
　　　　　　　　　　　　　　　　　　　　　　（静脈角）

4. 胸壁　肋間静脈 ⟶ 奇静脈
　　　　・奇静脈は下半身からの血流も含んでいる.
　　　　・奇静脈という名称は, 対になっていないこと(左右非対称)に由来する.

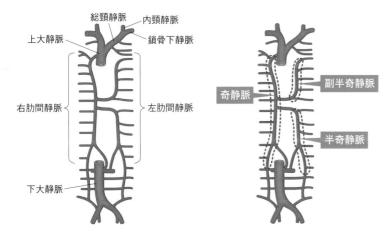

5. 腹部　脾静脈 ⟶ 門脈 ⟶ 肝臓 ⟶ 肝静脈
　　　　上腸間膜静脈 ↑　　（毛細血管）
　　　　下腸間膜静脈 ┘
　　　　腎静脈 ⟶ 下大静脈

6. 下肢　大腿静脈 ⟶ 外腸骨静脈 ⟶ 総腸骨静脈 ⟶ 下大静脈
　　　　・消化器系の血流は門脈に集まり, 肝静脈から下大静脈に合流する.
　　　　・直腸下, 2/3からの静脈は門脈を通らない.
　　　　・門脈からの血流は肝臓で再び毛細血管を通る.
　　　　・肝硬変の時に門脈の流入障害が起こる(門脈圧亢進症)　⇒食道静脈瘤

胎児循環

胎児では，肺も消化器官も機能していないため，全ての栄養や排泄及びガス交換は，臍帯を介して行われる．

●胎児循環のしくみ

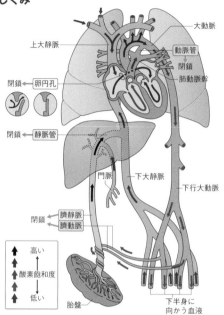

- 臍静脈からは，栄養と酸素に富んだ血液が胎児に送り込まれ，臍動脈から二酸化炭素や老廃物が運び出される．

- 母親から送られてきた血液は，腹壁の静脈と合流し，肝臓に入らずに静脈管(アランチウス管)を通って下大静脈へ流れ込む．

- 下大静脈から右心房へ入った血液は，心房中隔の卵円孔と，動脈管(ボタロー管)という肺動脈から大動脈へ開口している短絡路を通って全身に送り出される．

- これらのシャント(短絡路)は，出生時あるいは出生直後に閉じ，必要のなくなった血管は線維化し，成人の循環パターンになる．これらのシャントが閉鎖しなかったために生じる先天性心疾患には，心房中隔欠損症やボタロー管開存症がある．

- 胎児の血液は，混合血であり，酸素分圧が低いため，胎児性ヘモグロビン(HbF)という酸素分圧が低くても酸素と結合できるヘモグロビンを含んだ赤血球が作られ，胎児は成人よりも赤血球数が多くなっている．

- 娩出されて肺呼吸が始まると，血液中の酸素分圧が高くなるため，胎児性ヘモグロビン(HbF)を含んだ赤血球は自ら壊れていく．

赤血球数の基準値は，男性で約400 〜 500万/μL，女性で約360 〜 490万/μLである.

ヘモグロビン(Hb)の基準値は，男性で13 〜 16g/dL，女性で12 〜 14.5g/dLである.

- 血液の色は，赤血球に含まれるHbが酸素と結合しているかで変化する.

- 動脈血では酸素と結合したHbが多いため鮮やかな赤色であり，逆に静脈血では酸素を細胞に受け渡した後の酸素と結合していないHbが多いため，暗赤色にみえる.

- 酸素と結合したHbのことを酸素Hbという.

- Hbは，1分子あたり4つの酸素分子と結合している．酸素分子がHbに対して1つ，2つ，3つという結合状態はあり得ない.

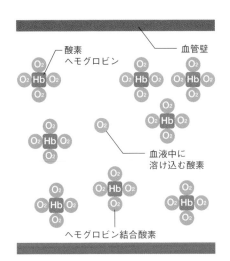

MEMO

7. 血液／A. 血液の成分と機能

血液の成分とはたらき

血液は液体成分の血漿と有形成分の血球からできている．血球には，酸素を運搬する赤血球，免疫作用をもつ白血球，血液凝固を担う血小板がある．

●血液の成分

抗凝固薬を入れた血液を
遠心分離すると，血漿と
血球成分に分かれます

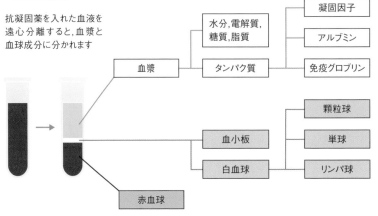

血漿からフィブリノゲンを除いたものを血清という．

●血液成分のおもなはたらき

	成分			おもな機能
血漿 (55%)	水 (91%)			他の物質の溶媒， 熱吸収
	電解質 (0.9%)：Na^+, K^+, Ca^{2+}, Mg^{2+}, Cl^-, HCO_3^-			pH緩衝作用と浸透圧 調節 細胞膜浸透性の調節
	有機物	タンパク質 (7%)：	アルブミン	膠質浸透圧維持， 運搬機能
			グロブリン($α$, $β$, $γ$)	生体防御と脂質の輸送
			フィブリノゲン	血液凝固
		糖質		
		脂質		
		老廃物 (尿素，尿酸，クレアチニン)		
血球 (45%)	赤血球：基準値 500万 (450万～600万)／$μ$L(男性)， 450万 (400万～520万)／$μ$L(女性)			酸素の運搬，二酸化 炭素の一部運搬
	白血球：5,000～10,000／$μ$L			免疫と生体防御
	血小板：20万～40万／$μ$L			止血(血小板凝集反応)

造血幹細胞が分化して各血球が作られる.

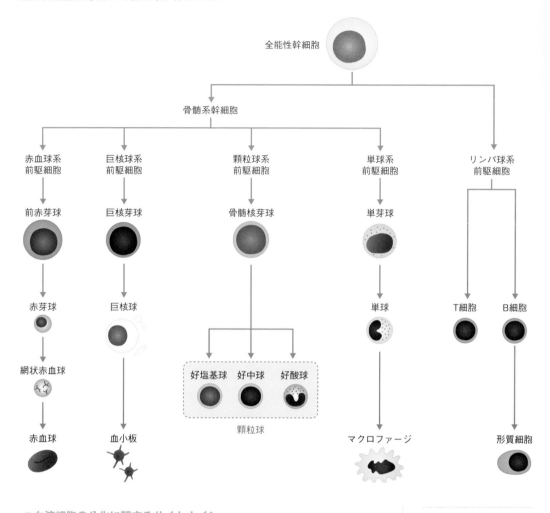

■ **血液細胞の分化に関するサイトカイン**

- 赤血球の分化は,腎臓が分泌するエリスロポエチンが促進する.
- 白血球の顆粒球,とくに好中球の分化には,G-CSF（顆粒球コロニー刺激因子)が関わる.

7. 血液／B. 止血機構

止血は，血液凝固と線溶という二段階のしくみによって行われる．

血液凝固

血液凝固は，以下の流れで行われる．

①血管が収縮し，血液が流れ出るのを防ぐ

②血小板が凝集し止血をする（一次止血）．

　血管のやぶれを防ぐために血小板が集まり，血小板血栓ができる．

③血液凝固因子が止血を完了させる（二次止血）．

　血液凝固因子が連動し，**フィブリン**という線維状のタンパク質をつくり，

　頑丈な止血栓となる．

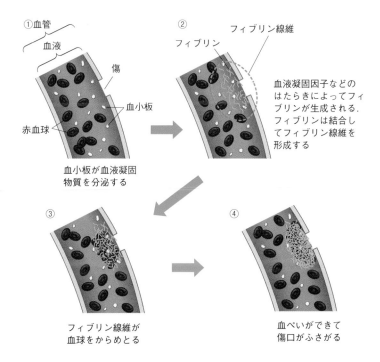

①血管
血液
傷
血小板
赤血球
血小板が血液凝固
物質を分泌する

② フィブリン線維
フィブリン
血液凝固因子などの
はたらきによってフィ
ブリンが生成される．
フィブリンは結合し
てフィブリン線維を
形成する

③ フィブリン線維が
血球をからめとる

④ 血ぺいができて
傷口がふさがる

血液凝固のあと，役割を終えた止血栓が分解されることを線溶という．

線維素溶解

血餅に覆われた血管の損傷部位の修復が完成すると，血液中のプラスミノーゲンがプラスミンとなり，血餅を形成しているフィブリンを分解することを線維素溶解(線溶現象)という．

- 線維素溶解(線溶現象)がおこると，フィブリン膜に囲まれた血小板などは，白血球の一種の単球・マクロファージが飲み込んで，血栓は跡形もなくなる．

- フィブリンが分解されるとDダイマーなどのFDP (フィブリン分解産物)が生じる．

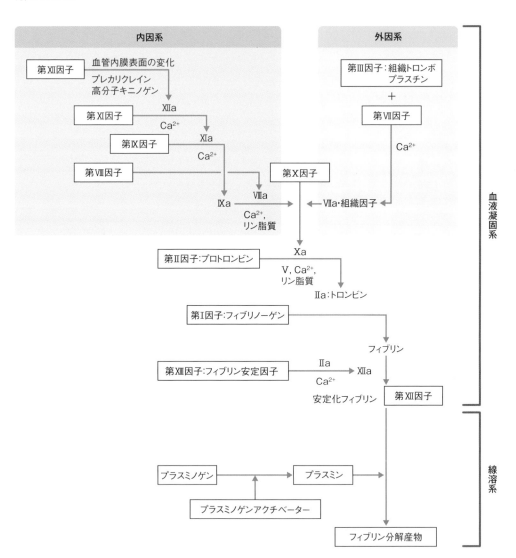

7.血液／C.血液型

ABO式

- ABO式血液型は赤血球表面の糖鎖抗原によって決定される.

- 抗体は血漿中に存在する. 異型輸血を行うと抗原抗体反応により溶血が生じる.

● ABO式血液型の分類

ABO血液型	赤血球(抗原)	血清(抗体)	血清の凝集		日本人の頻度
			オモテ試験	ウラ試験	
A型	A抗原	抗B抗体	A型の赤血球 　抗A血清で凝集する 　抗B抗体で凝集しない	A型の血清 　A血球で凝集しない 　B血球で凝集する 　O血球で凝集しない	40%
B型	B抗原	抗A抗体	B型の赤血球 　抗A血清で凝集しない 　抗B抗体で凝集する	B型の血清 　A血球で凝集する 　B血球で凝集しない 　O血球で凝集しない	20%
O型	なし	抗A抗体と抗B抗体	O型の赤血球 　抗A血清で凝集しない 　抗B抗体で凝集しない	O型の血清 　A血球で凝集する 　B血球で凝集する 　O血球で凝集しない	30%
AB型	A抗原とB抗原	なし	AB型の赤血球 　抗A血清で凝集する 　抗B抗体で凝集する	AB型の血清 　A赤血球で凝集しない 　B赤血球で凝集しない 　O血球で凝集しない	10%

輸血

●輸血用血液の種類

輸血用血液	保存方法・有効期間	使用目的・注意点
赤血球製剤	保存温度：2〜6℃ 有効期間：採血後21日間	出血および赤血球が不足する状態，またはその機能低下による酸素欠乏のある場合に使用される. ※注意点 • 溶結や凝固，変色など外観上に異常を認めた場合は使用しない. • 冷蔵庫や室温に放置することにより溶血が起こる可能性があるため，貯蔵時の温度管理を適正に行う. • 通常の輸血では加湿する必要はない（加温する場合は37℃を超えない範囲で加温）
血漿製剤	保存温度：−20℃ 有効期間：採血後1年間	複数の血液凝固因子の欠乏による出血ないし出血傾向のある場合に使用される. ※注意点 • 凍った状態では血液パックが非常にもろくなり簡単に破損するため，取り扱いに注意が必要である. • ビニール袋に入れた状態で30〜37℃の恒温槽などで融解し，3時間以内で輸血する. • 融解したものは再凍結して使用することはできない.
血小板製剤	保存温度：20〜24℃ 有効期間：採血後4日間 （要震とう）	血小板数の減少またはその機能低下による出血ないし出血傾向にある場合に使用される. ※注意点 • 可能な限り速やかに使用する. やむを得ず保存する場合は20〜24℃で静かに浸透する（冷所保存はしない）. • きわめてまれに，黄色ブドウ球菌などが保菌ドナーから今週氏，血小板製剤の保存中に増殖することがある. 菌血症やショックの原因になりうる.

（日本赤十字社：輸血用血液製剤取り扱いマニュアル，2010年11月改訂版より改変）

● 血液型の不適合

患者さんの血液型（ABO式）	輸血が不適合となる型
O型	A型，B型，AB型
A型	B型，AB型
B型	A型，AB型

● 輸血の副作用

	副作用
即時型副作用	溶血性副作用，非溶結性副作用（発熱，蕁麻疹，アナフィラキシー・ショック），心不全，輸血関連急性肺障害（TRAU）
遅延型副作用	遅延性溶血，輸血後GVHD，感染症（細菌，ウイルス：HBV，HCV，HIV，HTLV-1，CMV），血小板不能状態（抗HLA抗体，抗HPA抗体），輸血後紫斑病

副作用のおもな原因：①ABO式血液型の不適合による輸血

②採血時や保存中の血液の細菌汚染

③白血球抗体・血小板抗体

④感染症

⑤アレルギー反応

● 溶血性輸血副作用の分類

	急性溶血性輸血副作用	遅発性溶血性輸血副作用
発症時間	輸血後24時間以内	輸血後24時間以上
溶血部位	血管内溶血が大部分	血管外溶血が大部分
概　要	ABO不適合輸血が大部分を占める	輸血前の不規則抗体検査が陰性で，二次免疫応答により増加したIgG同種抗体が原因となる典型的な遅発性溶血性副作用は，輸血後3〜14日程度で溶血所見を認める

※溶血性副作用では，赤血球細胞が破壊されて炎症性サイトカインが産生されるため，血管収縮物質により胸痛，腰痛，血圧低下をきたし，凝固系を亢進することにより播種性血管内凝固症候群（DIC）を起こしやすく，放置すれば急性腎不全に陥る．

Rh式血液型と不規則抗体

- Rh式は赤血球の表面に**D抗原**があるものをRh（＋），ないものをRh（−）という．

- Rh（−）の人の割合は，日本人では0.5％と非常に少ないが，Rh（−）の人にRh（＋）の血液が輸血されると**抗体**が産生され，次にRh（＋）の血液が輸血されると，激しい抗原抗体反応が生じる．

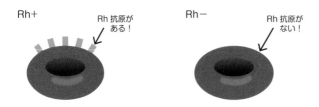

- ■ **血液型不適合妊娠**

- 母親がRh（−）で父親がRh（＋）の場合は，胎児がRh（−）である確率は7％程度で，ほとんどの場合には胎児はRh（＋）になる．

- 基本的には胎盤を隔ててそれぞれ別の血管を血液が流れているため，胎児と妊婦の血液が混ざり合うことはないが，分娩時の出血などが原因で，胎児の血液が母体に入り込むことがある．

- Rh不適合妊娠では，第1子分娩後，Rh（−）母体に混入した児のRh（＋）の赤血球に対して，母体内で抗D抗体が産生される．

- 第2子妊娠の際，抗D抗体（IgG）が胎盤を通過し児に移行する．そのために胎児のD抗原をもつRh（＋）の赤血球と**抗原抗体**反応を起こし，溶血を発症するために新生児溶血性疾患が生じる．

- 血液型不適合妊娠の母親に対する予防として，抗D免疫グロブリンが第1子分娩後72時間以内に投与される．

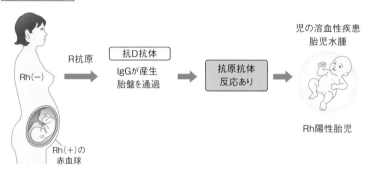

初回妊娠

D抗原 → **抗D抗体** Igmが産生されるが分子が大きく胎盤を通過しない → 抗原抗体反応なし → Rh陽性胎児

Rh（−）
Rh（＋）の赤血球

初回以降の妊娠

R抗原 → **抗D抗体** IgGが産生 胎盤を通過 → 抗原抗体反応あり → 児の溶血性疾患 胎児水腫 Rh陽性胎児

Rh（−）
Rh（＋）の赤血球

■ 新生児溶血生疾患の症状と治療

• 胎児期から溶血反応が起こり，赤血球が破壊されるため溶血性貧血を起こし重症化しやすく，肺水腫も生じやすいため，胎児が重い貧血に陥って死亡する危険性もある．

• 出生後も赤血球の破壊は続き，新生児病的黄疸を発症することもある．

• 溶血があれば血清中の間接型ビリルビンが上昇し，尿中ウロビリノーゲンが高い値を示す．

• 治療法は，抗D抗体による抗原抗体反応の予防，胎児期，新生児期の三段階に分けられる．

• 抗D抗体による抗原抗体反応の予防として，胎児の父がRh（−）である場合以外は妊娠28週に抗D免疫グロブリンを投与したり，第1子の血液型がRh（＋）だったときなどには，分娩後72時間以内に母体に投与する．

• 胎児輸血や母体の血漿交換が行われることもある．

• 出産後の新生児に黄疸がみられるときには，光線療法や交換輸血が行われる．

MEMO

8.体液／A.体液の構成

体液の区分

ヒトの体液は血液，組織液，リンパ液に分類される.

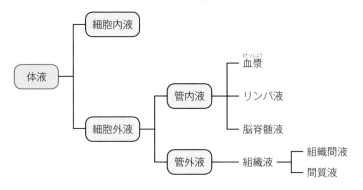

●体液の内訳

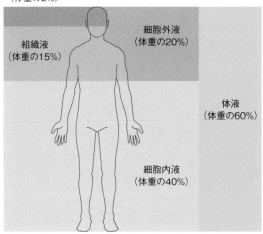

体液の組成

■ 細胞外液・細胞内液

- 人体の60％は水でできており，その40％は細胞内に含まれる細胞内液であり，細胞外液は20％である．

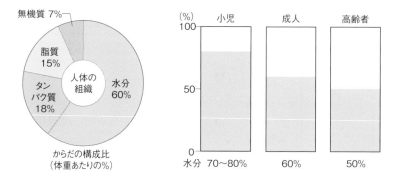

無機質 7%
脂質 15%
タンパク質 18%
人体の組織
水分 60%

からだの構成比
（体重あたりの％）

（%）　小児　成人　高齢者
100

50

0
水分　70〜80%　　60%　　50%

- 細胞外液は，血管内の血液中の血漿水分と，血管外の組織内の組織間液に分けられる．

- 細胞外液の75％は組織間液である．

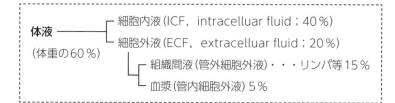

体液 ──┬── 細胞内液（ICF，intracelluar fluid；40％）
（体重の60％）└── 細胞外液（ECF，extracelluar fluid；20％）
　　　　　　　├── 組織間液（管外細胞外液）・・・リンパ等15％
　　　　　　　└── 血漿（管内細胞外液）5％

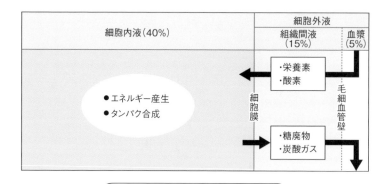

	細胞外液	
細胞内液（40%）	組織間液（15%）	血漿（5%）

●エネルギー産生
●タンパク合成

・栄養素
・酸素

細胞膜

毛細血管壁

・糖廃物
・炭酸ガス

組織液量＝ECF（細胞外液）−血漿

- 組織液は血液中の血漿成分が血管から漏出したもの．

- リンパ液は組織液がリンパ管内に取り入れられたもの．

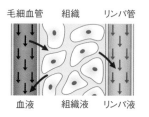

毛細血管　組織　リンパ管

血液　　組織液　リンパ液

■**体液の電解質バランス**

• 細胞外液にはNa^+(ナトリウムイオン)とCl^-(クロールイオン)が多い.

• 細胞内液にはK^+(カリウムイオン),タンパク質,HPO_4^{2-}(リン酸水素イオン),Mg^{2+}(マグネシウムイオン)が多い.

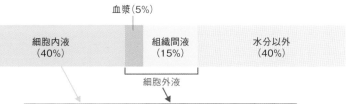

血漿(5%)

| 細胞内液
(40%) | 組織間液
(15%) | 水分以外
(40%) |

細胞外液

	細胞内液	細胞外液	
		血漿	組織間液
Na^+	15mEq/L	142mEq/L	144mEq/L
K^+	150mEq/L	4mEq/L	4mEq/L
Ca^{2+}	2mEq/L	5mEq/L	2.5mEq/L
Mg^{2+}	27mEq/L	3mEq/L	1.5mEq/L
Cl^-	1mEq/L	103mEq/L	114mEq/L
HCO_3^-	10mEq/L	27mEq/L	30mEq/L

8.体液／B.体液の調節

酸塩基平衡

ヒトの身体が正常に機能するためには，体液の水素イオン濃度が一定に保たれている必要がある．これが保たれている状態を酸塩基平衡という．

ブレンステッドによる定義

- 酸はH^+を放出するものである．

- 塩基はH^+を受け取るものである．
    $$CO_2 + H_2O \;\rightleftarrows\; H_2CO_3 \;\rightleftarrows\; H^+ + HCO_3^-$$

    体液のpHは7.40 ± 0.05に保たれている（弱アルカリ性）

ヘンダーソン＝ハッセルバルヒの式

$$[H^+] = K \times [HA] ／ [A^-]$$
$$pH = -\log [H^+] = pK + \log [A^-] ／ [HA]$$

pHは酸とその共役塩基の濃度の比によって決まる．

pHの調節機能：①緩衝作用，②肺性調節，③腎性調節

- 糖質，タンパク質，脂質が体内で代謝されていく過程で1日に15,000～20,000mEqの酸が産生される．

- このうち大部分は肺からCO_2として排泄され，残りの50～100mEqが腎臓から排泄される．

水素イオンと電解質の動きにおいて，この平衡が保たれていない（傾いた）状態，つまり体液が酸性に傾いた状態をアシドーシス，アルカリ性に傾いた状態をアルカローシスという．

■ アシドーシスとアルカローシス

水素イオンが多い　　　　　　　水素イオンが少ない
　　　酸性　　　　　　　　　**アルカリ性**

1 ←――――――――――― 7.4 ―――――――――→ 14

H^+ H^+
H^+ H^+　　　　　H^+
H^+ H^+　　　　　　　　　　　H^+
H^+　　　　　　H^+

　　　アシドーシス　　　　　　　**アルカローシス**

• 体内の酸が増加するか，その共役塩基が減少してpHが低下することを
アシドーシスという．

$$[HCO_3^-] / [H_2CO_3] が低下 \rightarrow pHは低下$$

• 体内の酸が減少するか，その共役塩基が増加してpHが上昇することを
アルカローシスという．

$$[HCO_3^-] / [H_2CO_3] が増加 \rightarrow pHは上昇$$

• アシドーシスでは血中にカルシウムイオンが放出され，アシデミア（酸
血症）になる．

• アルカローシスではカルシウムの骨への取込みが促進され，アルカレミ
ア（アルカリ血症）になり，テタニーが起こる（例外：腎不全，肝不全）．

● **体液における水素イオンと電解質の動き**

アシドーシス		アルカローシス	
pH ↓	H^+ ↑	pH ↑	H^+ ↓
Na^+ ↓	K^+ ↑	Na^+ ↑	K^+ ↓
	Ca^{2+} ↑		Ca^{2+} ↓

動脈血液ガスの正常値は以下のようになる．

PaO_2　80〜100mmHg
pH　7.4 ± 0.05（7.35〜7.45）
$PaCO_2$　35〜45（40）mmHg
HCO_2^-　　24mEq/L

● 酸塩基平衡異常の病態

酸塩基平衡異常		原因	代償機構
呼気のトラブルによるもの	呼吸性アシドーシス	• 肺のガス交換障害(呼気性呼吸困難) ：慢性閉塞性肺疾患,重症の肺炎や喘息など • 呼吸中枢の抑制 ：薬物,睡眠時無呼吸症候群など • 呼吸筋の異常 ：重症筋無力症,脊髄障害などによる呼気の制限	pHが低下すると,腎臓ではH$^+$の排泄,HCO$_3^-$の再吸収が亢進する(腎性代償).
	呼吸性アルカローシス	• 過呼吸(過換気) ：小児の啼泣,心理的過換気による過換気症候群(過緊張などによる過呼吸により呼気が促進されCO$_2$分圧が低下する. 低酸素血症 ：肺疾患(肺炎,肺線維症など),心不全などにより低酸素血症になると呼吸が促進されCO$_2$分圧が低下.	pHが上昇すると,腎臓ではH$^+$の排泄,HCO$_3^-$の再吸収が抑制される(腎性代償).
それ以外のもの	代謝性アシドーシス	• HCO$_3^-$の体外への喪失：下痢 • 酸の産生過剰：乳酸アシドーシス,飢餓,糖尿病性ケトアシドーシス • 尿の排泄不全：腎不全(尿毒症)による酸塩基平衡の腎性調節の不全 • 酸の過剰投与	pHの低下,CO$_2$分圧の上昇は呼吸中枢を刺激し,大気中へのCO$_2$排泄が増加する(呼吸性代償).
	代謝性アルカローシス	• H$^+$の体外への喪失：嘔吐による胃酸の喪失,尿中への排泄増加,利尿薬の使用など.利尿薬はCl$^-$不足をきたすためHCO$_3^-$の排泄が妨げられる. • HCO$_3^-$の過剰投与(制酸剤の過服用など) • 低K血症：細胞内K$^+$の細胞外へ移行に伴って,H$^+$が細胞内への移行するため,細胞外アルカローシス,細胞内アシドーシスの状態になる.	pHの上昇は呼吸を抑制するのでCO$_2$の排泄を抑制する.その結果,CO$_2$分圧は上昇し,H$_2$CO$_3$濃度が上昇する(呼吸性代償).

浸透圧調節

拡散：溶質分子が濃度の高いほうから低いほうへ移動する.

　　　例：酸素濃度が高いほうから，細胞呼吸によって酸素が消費された
　　　　　細胞内へ取り込まれる.

浸透：半透膜(水や一部の溶質を透すが，他の溶質は透さない膜)をとおし
　　　て水分子や一部の溶質が移動する.

①濃度の異なった2種類の液体を隣り合わせに置くと，お互いに同じ濃度
　になろうとする.この同じ濃度になろうとする力を浸透圧という.
②浸透圧の強さは水中に存在する粒子の数に比例する.粒子にはブドウ糖
　のような分子もあればナトリウム(Na)やカリウムのようなイオンもある.
③小さな粒子だけが通れる程度の小さな穴のあいた膜を半透膜という.半
　透膜はタンパク質以外のものを通す膜である.
　水，塩化ナトリウム(NaCl)，ブドウ糖などは粒子が小さいので半透膜
　を自由に通過できる.タンパク質だけがずば抜けて粒子が大きいので,
　半透膜を通過できない.
④細胞膜は半透膜であり，細胞内液と細胞外液とは細胞膜という半透膜を
　隔てて存在している.
⑤血管壁も半透膜であり，血液と組織液は血管壁という半透膜を隔てて存
　在している.

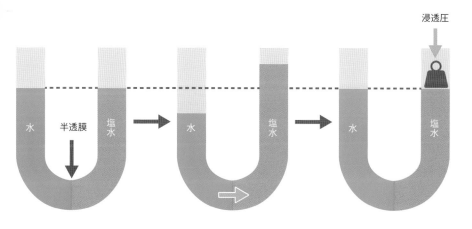

MEMO

9. 生体の防御機構／A. 非特異的生体防御機構

生体防御の概観

生体内部への異物の侵入を防ぐための**生体防御**は，**非特異的防御**と**特異的防御**がある．特異的防御は**免疫応答**である．

非特異的（先天的）防御機構		特異的（後天的）防御機構
1番手バリア 生体表面のバリア	2番手バリア 生体内の防御機構	3番手バリア 免疫応答
皮膚，粘膜，皮膚・粘膜からの分泌物	食細胞，NK細胞，炎症反応，抗菌物質，発熱	液性免疫：抗体 細胞性免疫：リンパ球

1番手（生体表面のバリア）

正常な皮膚
- 酸：皮脂は皮膚の非病原性の常在菌により脂肪酸に分解され，皮膚の表面を酸性に保つことで最近の発育を阻止している．
- ケラチン：酸やアルカリ，細菌由来の酵素に対して強い保護作用をもつ．

正常な粘膜
- 粘液：気管や消化管で微生物を捕捉する．
- 鼻毛：鼻腔を通る微生物を捕捉する．
- 繊毛：塵芥を含んだ粘液を気道から外に出す．
- 胃液：濃い塩酸とタンパク質分解酵素を含み，胃に侵入してきた病原体を破壊する．
- 腟内の産生環境：女性の生殖器において，細菌や真菌の増殖を抑制する．
- 涙腺・唾液の分泌：涙液には持続的に目を潤して正常化する，唾液には口腔内を清潔に保つはたらきがある（唾液の自浄作用）．
  それぞれ微生物を分解するリゾチームという分解酵素を含んでいる．

2番手（生体内の防御機構）

食細胞：粘膜から侵入してきた病原体を貪食し，破壊する．マクロファージは免疫反応にも関与している．

NK細胞：ウイルスに感染した細胞やがん細胞を直接攻撃して溶解する．抗原を特異的に認識することはできない．

炎症反応：病原体や傷害された組織の破片を処理し，治癒過程を促進する．食細胞や成熟した免疫細胞を局所に呼び集める走化因子を放出する．近隣の組織に障害性物質が広がるのを防ぐ作用もある．

抗菌物質
- インターフェロン：ウイルスに感染した細胞が放出し，他の細胞を感染から守る．
- 補体：微生物を融解し，オプソニン化により食作用を増強する．炎症反応を強める．
- 尿：通常は酸性に保たれているので，細菌は発育しない．排尿時には尿路下部は無菌的な尿により洗浄される．

発熱：発熱物質により起こる全身的な反応である．高体温の状況下では最近の増殖は抑えられ，治癒過程を促進する．

皮膚による防御

■外皮

ヒトの体を覆う皮膚，汗腺，皮脂腺などの皮膚腺，爪や毛などの角質を総称したもの．

- 皮膚＋皮膚付属器（毛器管，汗腺，脂腺，爪）

■皮膚の構造と機能

- 皮膚は人体最大の臓器であり，皮下脂肪組織を加えると体重の15～16％を占めている．

- 表皮，真皮，皮下組織の三層構造である．

- 皮膚付属器は，毛器管，汗腺，脂腺，爪の4つの組織から構成される．

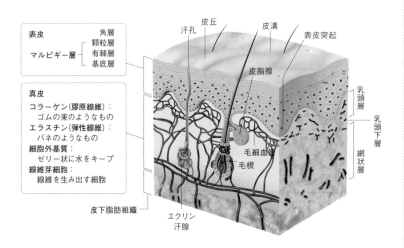

表皮の構造

表皮は基底層，有棘層，顆粒層，角質層の4種の表皮細胞で構成されている．

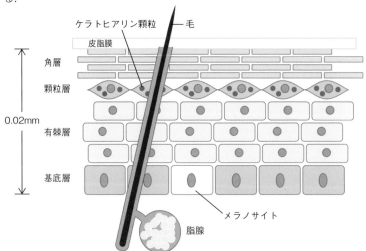

皮膚のバリア機能

■水分喪失防止

・角質層は角質細胞がブロックを積み上げたように並んでいる．そのブロックの間を埋めているのが顆粒細胞由来の角質細胞間脂質である．

・角質細胞間脂質はセラミド，飽和脂肪酸，コレステロールが主成分である．この角質細胞間脂質と皮膚表面に分泌された皮脂・汗が混じって皮脂膜を形成する．この皮脂膜により水分の蒸発を予防し肌の水分を保つことができる．

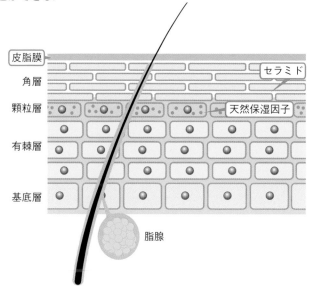

■静菌・緩衝作用

・角質細胞間脂質，皮脂，汗，垢などが混じって皮脂膜を形成する．皮脂膜はpH4 ～ 6に保たれており，酸外套（さんがいとう）ともよばれる．pH4 ～ 6の弱酸性の状態は有毒物質の侵入を防ぎ細菌が繁殖しにくい状態で，これを静菌作用という．

・pH4 ～ 6の状態ではアルカリ中和能を発揮する．これは，皮膚に酸やアルカリ溶液が付着しても，一定時間で弱酸性のpHに戻るというものである．これを緩衝作用という．

■粘膜による防御

・からだの外側とつながっている場所（消化管，気道，尿道，膣など）と体の内側の境界をつくる膜．

・表面を上皮が覆っている（粘膜上皮）．

・粘膜上皮の表面はいつも粘液で覆われて守られている．

食細胞とサイトカイン

体内に侵入した異物は，血液中の**食細胞**（白血球の一種）によって消化・分解されて排除される（**自然免疫**）．

- 食細胞が体内に侵入した病原体を細胞内に取り入れて（貪食），消化・分解することを**食作用**という．

- 食細胞には，好中球，単球，マクロファージなどがある．

サイトカインは，炎症反応を促進させたり，細胞の分化を促進させたりする作用がある物質である．

- サイトカインは，インターフェロン類，インターロイキン類，ケモカイン，造血因子，細胞増殖因子，腫瘍壊死因子に分類できるが，まだ未発見のものも多い．

- 組織が傷害を受けた場合に，食細胞）が傷害された場所に集まることを白血球遊走といい，白血球遊走を促進するサイトカインをケモカインという．

- インターフェロンは，ウイルス感染の阻止作用をもつ糖タンパク質で，インターフェロンγ（IFN-γ）はマクロファージの活性化を促す．

- インターロイキンは，免疫応答の調節のためにリンパ球やマクロファージが分泌するペプチド・タンパク質の総称（IL）であるが，白血球細胞の分化促進作用をもつものもある．

胸腺・脾臓・リンパ組織

リンパ系

リンパ系は，からだの重要な生体防御システムであり，独立した循環系を形成している.

- 末梢リンパ組織として，胸腺，脾臓，扁桃腺などの組織・臓器と，リンパ節をつなぐリンパ管，その中を流れるリンパ液からなる.

- リンパ系を循環するリンパは，血漿由来のリンパ液とリンパ球で構成される.

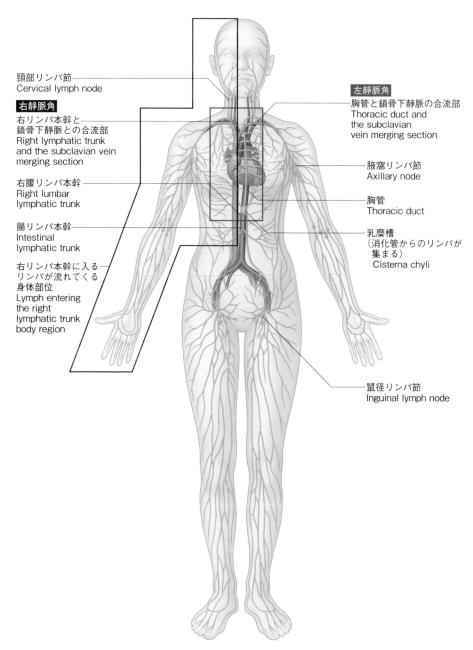

頸部リンパ節
Cervical lymph node

右静脈角
右リンパ本幹と
鎖骨下静脈との合流部
Right lymphatic trunk
and the subclavian vein
merging section

右腰リンパ本幹
Right lumbar
lymphatic trunk

腸リンパ本幹
Intestinal
lymphatic trunk

右リンパ本幹に入る
リンパが流れてくる
身体部位
Lymph entering
the right
lymphatic trunk
body region

左静脈角
胸管と鎖骨下静脈の合流部
Thoracic duct and
the subclavian
vein merging section

腋窩リンパ節
Axillary node

胸管
Thoracic duct

乳糜槽
（消化管からのリンパが
集まる）
Cisterna chyli

鼠径リンパ節
Inguinal lymph node

● 血液とリンパ液　● リンパ液の構成

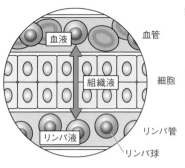

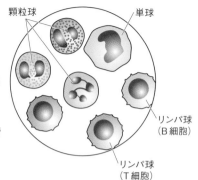

血管からリンパ球が流れ込んでいる。

■ リンパ系の主機能

①防御作用：異物に対し**リンパ球**や**マクロファージ**により防御を行う.

②炎症・腫瘍の拡大防止 ⎤
　　　　　　　　　　　⎬ **リンパ節**がバリアとなる.
③濾過作用 ⎦

④循環作用：抹消で毛細血管から漏れた水分や**老廃物**などを回収して循環
　に戻す.

⑤栄養吸収作用：腸で**脂肪**の吸収を行っている.
　⇒右上半身のリンパは，右リンパ本幹に集められ，**右静脈角**に注ぐ.
　⇒左上半身および両下半身のリンパは**胸管**に集められ**左静脈角**に注ぐ

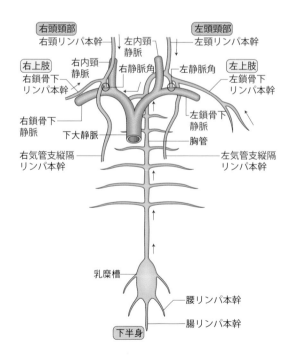

9. 生体の防御機構／B. 特異的生体防御反応(免疫系)

免疫のしくみ

生体防御全体を免疫と表現する場合は，先天的に備わった**自然免疫**(先天免疫)と，後天的に外来異物の刺激に応じて形成される免疫の**獲得免疫**に分けられる.

- 獲得免疫はさらに，能動免疫と受動免疫に分けられる.

- 能動免疫とは自分のからだの中にある免疫系を刺激し活性化することをいい，BCGなどの予防接種や感染によるものがある.

- 受動免疫とは，免疫細胞や免疫物質を外部から取り入れることで免疫力をつけることをいい，母親の抗体を胎盤や乳汁を介して受け取ることや血清療法などがある.

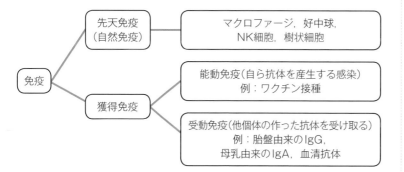

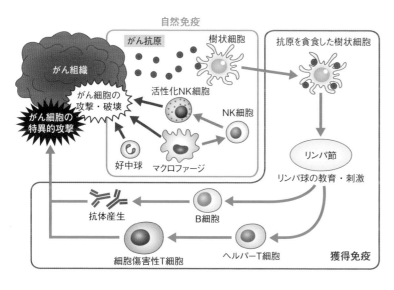

自然免疫

異物が入らないように**バリアー（皮膚・粘膜）**を設け，異物がバリアーを超えて侵入してきた場合には**貪食細胞（マクロファージ，好中球）やNK（ナチュラルキラー）細胞**などが早く対処する．

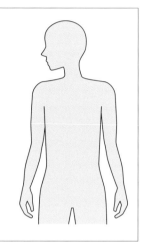

眼：涙液中の酵素により殺菌
鼻・口，呼吸器官：鼻汁や痰などによる
　　　　　　　　　　排除
鼻咽頭｜粘膜の粘液分泌による鼻
気管・鼻腔｜汁・痰の生成や線毛上皮に
　　　　　｜よる異物排除
皮膚：常在菌細菌叢や汗・皮脂による
　　　pH調整によって，病原性微生物
　　　活性を抑制
胃：胃酸（塩酸）や消化酵素による殺菌
腸内細菌叢：いわゆる善玉菌が病原性微
　　　　　　生物の繁殖抑制
泌尿器：排尿による尿道からの上行性感
　　　　染予防
腟：デーテルライン桿菌によって腟内が
　　酸性に保たれる

※生体にとっての異質なものとは，微生物（ウイルスや細菌），原虫，寄生虫，毒素，血液型の異なる血球，他人からの移植片，癌細胞など多種多様である．

●皮膚・粘膜のバリアーを破って異物が侵入すると…

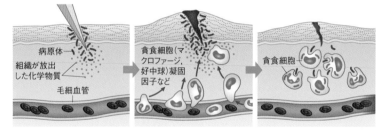

病原体
組織が放出した化学物質
毛細血管
貪食細胞（マクロファージ，好中球）凝固因子など
貪食細胞

- 外来性の抗原が皮膚や粘膜によるバリアーを破って侵入すると，マクロファージや好中球の貪食や，NK細胞による攻撃がおこる．

- NK細胞は，免疫系の反応に関わらず分化した状態で末梢各組織に存在し，侵入してきたウイルスや，癌細胞などを**非特異的**に（無差別に）破壊する．

- 生体は**自己**と**非自己**（self and not-self）を知っていて，これを識別しなければならない．異物＝非自己である．

- 移植の**拒絶反応**は非自己を排除するものである．

獲得免疫

マクロファージが貪食した抗原(獲得免疫がはたらく異物)の断片を抗原提示することによってヘルパーT細胞が抗原を認識し,液性免疫や細胞性免疫によって攻撃する.

免疫のしくみとはたらき

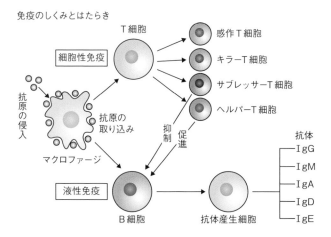

■補体

補体系は20以上のタンパク質とタンパク質断片からなる.

・補体は易熱性(熱に弱い)であり,56℃,30分の処理で失活する(非働化).

・主に肝臓で合成され,血中に放出され,細菌の侵入などをきっかけにして,連鎖的に反応することでさまざまな免疫反応を引き起こす.

・抗体が体内に侵入してきた細菌などに結合すると,補体は抗体により活性化され(古典経路),膜侵襲複合体を形成して細菌の細胞膜を壊したり,食細胞の貪食を促すなどして生体防御にはたらく(オプソニン効果).

■液性免疫

異物である抗原が体内に侵入すると,特異的な抗体が作られ,抗原と結合して毒性を弱めたり,体内から除去されやすくしたりする反応.

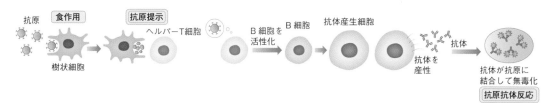

■抗体

- 抗体は免疫グロブリン（γ-グロブリン）ともよばれ，B細胞が分化した形質細胞から産生される．

- 抗原の侵入刺激によって産生され，抗原と特異的に結合し，抗原のもつ外毒素を中和したり，抗原となる細胞を凝集させたりする．

●抗体の種類とはたらき

IgG	胎盤透過性がある．出生後徐々に減少して生後3〜6か月で最小になるが，その後は乳児自身のIgG産生能が上昇するために増加する．IgGは補体と結合する．
IgA	血漿，唾液，涙液，腸液，母乳中に含まれている抗体で，消化管などの粘膜表面からの病原体の侵入を防いでいる．
IgE	Ⅰ型アレルギー反応に関与している．肥満細胞や好塩基球の表面に接着し，そこに抗原が結合するとヒスタミンを放出させて局所的な激しい炎症が生じる．
IgM	感染などの場合に最も早く血漿に放出される．ABO式血液型の抗体でもある．最も分子量が大きく，胎盤透過性がない．補体と結合する．
IgD	B細胞の表面受容体として機能し，B細胞の活性化に関与する．

■細胞性免疫

抗体は関与せず，細胞傷害性T細胞などの細胞が直接作用して発現する免疫反応．

- **液性免疫**は，細胞外に存在するウイルスに対しては作用するが，細胞内のウイルスに対しては抗体が作用できないため，**細胞性免疫**によってウイルス感染細胞を直接攻撃して排除する．

■アレルギー反応

免疫は生体にとって異質なものを排除しようとする防御反応であるが，ときに免疫反応自体が結果として生体に障害を与えることがある．

- 生体がある抗原に前もってさらされたことがあると，その抗原に対する免疫ができている（**感作**されている）．**感作**は，抗原が再び進入したときにアレルギー反応が起きるための必要条件である．

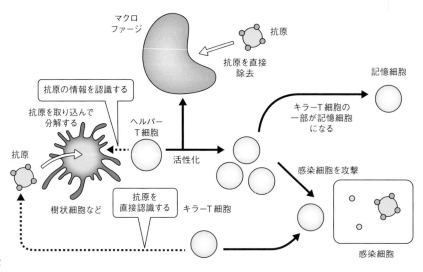

獲得免疫と記憶細胞

免疫記憶

免疫は，一度感染した病原体に再度感染したときに，初回よりも迅速に病原体を攻撃する**免疫記憶**という機能をもっている.

病原体などの異物を攻撃・排除するために活躍したキラーT細胞やB細胞の多くは死んでしまうが，一部が感染の記憶とともに**記憶細胞（メモリーT細胞やメモリーB細胞）**としてリンパ節などに生き続け，同じ異物が再び侵入したときに迅速に反応する. 同じ感染症に二度かからない, または, かかっても軽い症状で済むのは，**免疫記憶**の機能による.

免疫記憶に関わる細胞

メモリーT細胞（記憶キラーT細胞・記憶ヘルパーT細胞など）

一度目の感染の後に生き残ったヘルパーT細胞. 記憶キラーT細胞と同様に前回の感染を記憶しており，同じ病原体が入ってくるとすぐに活性化して，免疫細胞に攻撃の司令を出す.

メモリーB細胞（＝免疫記憶B細胞）

記憶していた病原体が侵入するとすぐに，抗体を作り出す「形質細胞」変化し，抗体を多量につくって外敵を効率よく排除する.

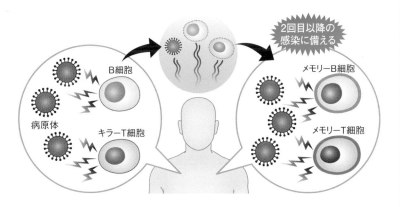

MEMO

10. 呼吸器系／A. 気道の構造と機能

気道のつくり

気道は上気道（鼻咽頭から咽頭まで）と下気道（喉頭，気管，気管支）に分類され，肺胞につながる.

- 喉頭には声帯があり，気道であるとともに発生器でもある.

- 喉頭は反回神経によって支配されている.

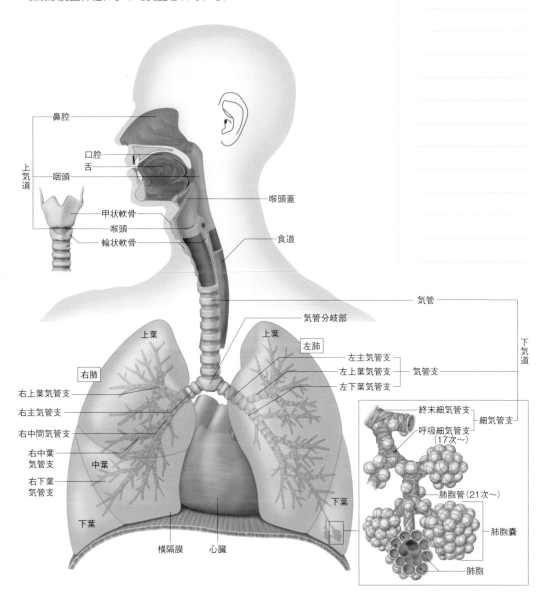

気管・気管支の構造

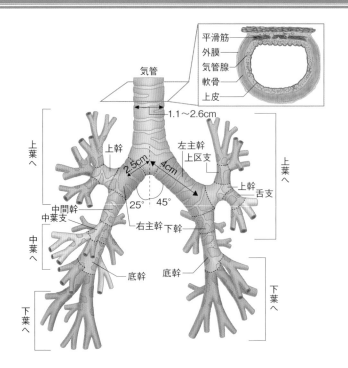

平滑筋
外膜
気管腺
軟骨
上皮

気管

1.1〜2.6cm

上葉へ

上幹

左主幹
上区支

2.5cm 4cm

上葉へ

上幹
舌支

25° 45°

中間幹
中葉支

右主幹 下幹

中葉へ

底幹 底幹

下葉へ

下葉へ

気管は長さ約10〜13cm，直径約2cmで，胸骨柄の下あたり（第5胸椎：
T5）の気管分岐部から左右の主気管支に分かれて肺に入っていき，肺胞へ
と至る．

・右気管支は太く，短く，急傾斜で，異物が入りやすい．

気管はU字形の気管軟骨が連なってできている．

・気管の後面の食道と接している部分には軟骨はなく，気管筋と輪状靭帯
がある．

気管・気管支のはたらき

気管・気管支を含む気道は，空気の通り道というだけでなく，異物を排出する機能・役割ももつ.

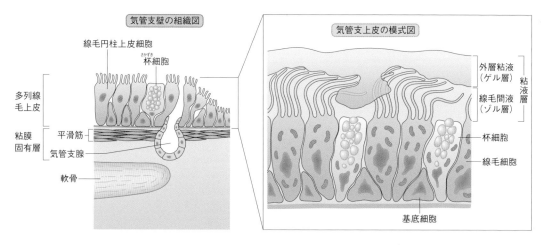

気管支壁の組織図

気管支上皮の模式図

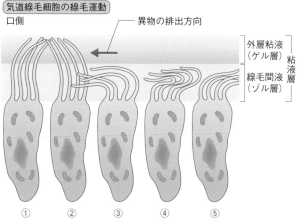

気道線毛細胞の線毛運動

口側

異物の排出方向

外層粘液（ゲル層）粘液層

線毛間液（ゾル層）

① ② ③ ④ ⑤

気道線毛が口側へ，①-②の段階で急速に動くことで，ゲル層に付着した異物を口側へ排出し，その後，③-⑤に示すようにゾル内を肺側へもどることで，効率的な鞭打ち運動が行われている.

10. 呼吸器系／B. 肺の構造

肺と胸膜，縦隔

構造・大きさ…心臓や大血管を除いた胸郭を満たしている．

肺尖：鎖骨の下で，それぞれの肺の上の狭い部分．

肺底：それぞれの肺の下の広い部分．横隔膜の上に位置する．

胸膜：胸壁内面と肺の表面を覆う湿潤で平滑な膜．呼吸の際，肺と胸壁との摩擦を減らす．

胸膜腔：胸膜で囲まれた狭い空間．正常では少量の胸水が存在する．空気が漏れ入ると気胸となる．

● **機能：呼吸（肺での換気）**

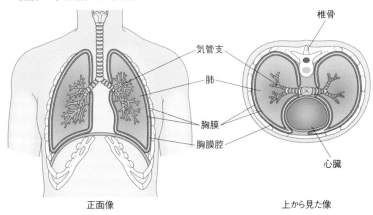

正面像　　　　　　　　　上から見た像

縦隔：胸郭の左右の肺に囲まれた，胸部脊柱前部の器官の集まりのことをいう．

心臓，大静脈，大動脈とそこから分岐する血管，肺動脈，肺静脈，胸腺，気管，食道，迷走神経などが含まれる．

呼吸膜

肺胞上皮細胞：3種類

①**呼吸上皮細胞**：毛細血管の内皮細胞をこの細胞の薄くのびた細胞質が覆い，両細胞の基底膜と細胞質を越えてガスが交換される血液空気関門を形成する．

②**大肺胞上皮細胞**：立方状の大型細胞で，**層板小体**をもち表面活性剤（サーファクタント）を分泌して表面張力を低下させるため，これが欠乏すると呼吸困難症候群になる．

③**肺胞大食細胞**：空気中の小さなごみを処理する．

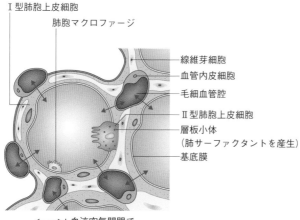

I 型肺胞上皮細胞
肺胞マクロファージ
線維芽細胞
血管内皮細胞
毛細血管腔
II 型肺胞上皮細胞
層板小体
（肺サーファクタントを産生）
基底膜

←→：血液空気関門で，内皮細胞，肺胞上皮細胞，基底膜の3層からなる．

血液空気関門

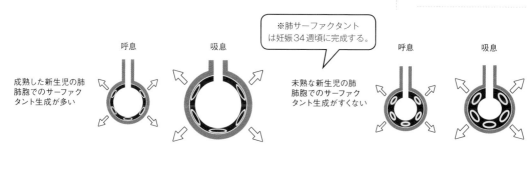

呼息　　　吸息

※肺サーファクタントは妊娠34週頃に完成する．

呼息　　　吸息

成熟した新生児の肺胞でのサーファクタント生成が多い

未熟な新生児の肺胞でのサーファクタント生成がすくない

10. 呼吸器系／C. 呼吸

呼吸運動

■ **呼吸の力学**

- 肺での**換気**は**吸気**(肺への空気の流入)と**呼気**(肺からの空気の流出)という二相がある.

- 胸郭の大きさや形が変わることで，肺の換気が起こる.

- 肺自体は収縮する．胸膜腔の気密によって肺は伸展される.

吸気：能動的な過程……空気が肺に入る.
- 吸気の際，横隔膜が平坦になり，胸郭が上下方向に大きくなる.

- 外肋間筋の収縮で肋骨が挙上し，胸郭が前後・左右方向に大きくなる.

- 胸郭の大きさが増すと，内部の気圧が下がり，空気が肺に流入する.

呼気：安静時の呼気は受動的な過程
- 呼気の際，胸郭の大きさと形は元に戻る.

- 肺組織の弾性により縮むことで呼気に役立つ.

- 強制的な呼気(**努力性の呼気**)の際に使われる呼気筋は内肋間筋や腹筋群である.

- 胸郭の大きさが減ると，気圧が増し，空気が肺から流出する.

吸気筋：横隔膜・外肋間筋

> 内肋間筋の収縮により，肋骨が下降し，胸郭が前後方向に小さくなる.
> 腹筋群の収縮で横隔膜が挙上し，胸郭が上下方向に小さくなる.

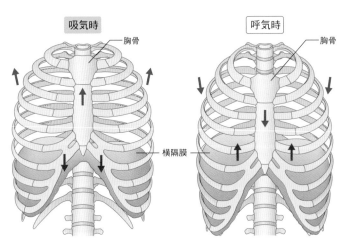

吸気時	呼気時
胸骨	胸骨
横隔膜	

息を吸い込むと横隔膜は引き下がり
(↓)，胸骨は上がる(↑)

息を吐くと横隔膜は押し上げられ
(↑)，胸骨は下がる(↓)

■ 気道内圧と胸腔内圧

気道内圧：吸気の時は陰圧，呼気の時は陽圧．**胸腔内圧**は常に陰圧である．

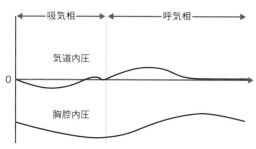

■ **肺換気で交換される気体の容量**

呼吸の際，交換される気体の容量はスパイロメーターで測定できる．

1回換気量(TV)：正常の呼吸1回で肺に出入りする空気の量で，約500mL (正常成人)である．

肺活量(VC)：1回の呼気で呼出しうる最大限の空気の量で，成人男性では3,000 〜 4,000mL，成人女性では2,000 〜 3,000mLである．

予備呼気量(ERV)：1回換気量を呼出したあと，さらに強制的に呼出しうる空気の量で，約1,000mL (正常成人)である．

予備吸気量(IRV)：正常の吸気の痕，さらに強制的に吸入できる空気の量で，約1,000mL (正常成人)である．

残気量(RV)：精一杯の呼気のあとでも肺に残っている空気の量で，約1,000 〜 1,200mL (正常成人)である．

最大吸気量：精一杯の吸気によって肺に入る空気の量で，約2,000mL (正常成人)である．

※残気量，機能的残気量，全排気量の体積はスパイロメーターでは測定できない．

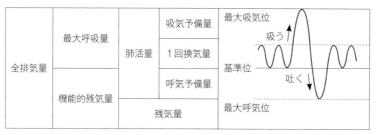

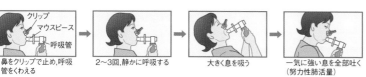

鼻をクリップで止め，呼吸管をくわえる｜2〜3回，静かに呼吸する｜大きく息を吸う｜一気に強い息を全部吐く(努力性肺活量)

呼吸調節

呼吸を調節する仕組みには，神経性(反射性)調節，化学的調節，行動性調節(意識的に行うことができる)がある.

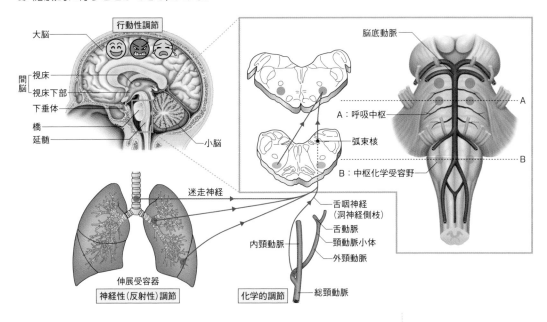

- 肺が過度に拡張すると迷走神経が刺激され，吸気運動に抑制がかかる. この反応がヘリング＝ブロイエル反射である.

- 化学的調節では，大動脈体，頸動脈小体にある末梢化学受容器と，延髄にある中枢化学受容器が反応して呼吸調節が行われる.

- 末梢化学受容器は主に酸素に反応し，中枢化学受容器は二酸化炭素と水素イオン(H^+)に反応する.

- 閉塞性換気障害で，高二酸化炭素血症になっているときに高濃度酸素吸入を行うと呼吸抑制が起こる危険性がある. これは高二酸化炭素血症により二酸化炭素分圧($PaCO_2$)が高いことに慣れて中枢化学受容器が反応しなくなっているところに，急激な酸素分圧(PaO_2)の上昇に末梢化学受容器が反応するためである. その結果，二酸化炭素分圧($PaCO_2$)がますます上昇してしまうのが，CO_2ナルコーシスであり，呼吸抑制が進み呼吸停止となる危険性がある.

11. 消化器系／A. 咀嚼・嚥下

消化管

消化管は，摂取した食物を消化し，栄養を吸収する役割をもつ．口から始まり，肛門で終わる一本道である．

● 消化管の構成

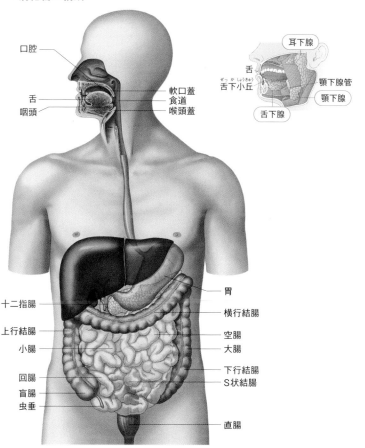

口腔
舌
咽頭
軟口蓋
食道
喉頭蓋

耳下腺
舌
舌下小丘
ぜっか しょうきゅう
顎下腺管
顎下腺
舌下腺

胃
十二指腸
上行結腸
小腸
回腸
盲腸
虫垂
横行結腸
空腸
大腸
下行結腸
S状結腸
直腸

● 消化管の基本的な構造

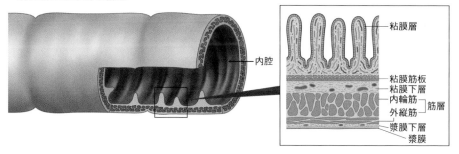

内腔

粘膜層
粘膜筋板
粘膜下層
内輪筋
外縦筋
漿膜下層
漿膜
筋層

消化・吸収

消化：吸収に適した，より小さい分子に分解される過程.

 機械的消化：咀嚼，混合，蠕動運動による消化.

 化学的消化：消化酵素，胃液，胆汁などによる消化.

吸収：食物が消化によって分解されて生じた栄養素が，消化管を通して**血中に移動**する過程.

口腔の構造とはたらき

- 口腔では食物を咀嚼して，デンプンを分解し，味覚で味わい，咽頭まで送る.

- 上顎にある硬口蓋の前2/3には内部に上顎骨があり，口腔上壁という.

- 上顎の後ろ1/3の骨が無い部分は軟口蓋（口蓋帆）とよばれ，後部の正中に口蓋垂がある.

- 口蓋帆の右基部に，ワルダイエル咽頭輪を形成する咽頭扁桃（アデノイド）がある.

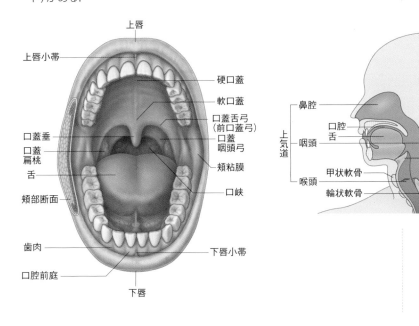

歯の成長と数

歯は摂食行動において，咀嚼を行う．

- 歯の発生は，生後6〜7か月頃に，下顎入中切歯の萌出から始まる．

- 乳歯(20本)は，2歳半頃までに生えそろう．

- 6歳頃から乳歯の脱落が始まり，10〜13歳頃までには，永久歯が28本となる．

- 17歳くらいから第3大臼歯(親知らず)が生え始め，全て生えそろうと永久歯は32本になる．

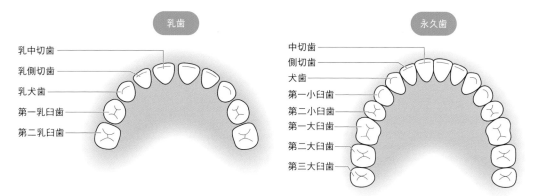

乳歯

乳中切歯
乳側切歯
乳犬歯
第一乳臼歯
第二乳臼歯

永久歯

中切歯
側切歯
犬歯
第一小臼歯
第二小臼歯
第一大臼歯
第二大臼歯
第三大臼歯

舌

舌は口腔底にあり，歯で咀嚼された食物を唾液と混ぜ合わせ，やわらかな食塊を形成するほか，構音にも関わる運動機能がある．

- 感覚受容器である味蕾をもつ舌乳頭が舌背(舌の上面)に分布している．

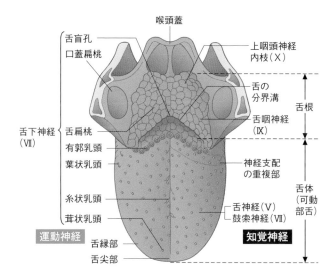

喉頭蓋
舌盲孔
口蓋扁桃
上咽頭神経内枝(X)
舌の分界溝
舌根
舌咽神経(IX)
舌下神経(VII)
舌扁桃
有郭乳頭
葉状乳頭
神経支配の重複部
糸状乳頭
茸状乳頭
舌神経(V)
鼓索神経(VII)
舌体(可動部舌)
運動神経
舌縁部
舌尖部
知覚神経

唾液腺

唾液は消化と口腔内の自浄作用に関わる.

- 唾液腺は1,500mL/日の唾液(pH6～7)を分泌している.

- 耳下腺は舌咽神経,舌下腺・顎下腺は顔面神経の副交感神経枝に支配され,副交感神経が優位のときは,薄い唾液を大量に分泌する.

- ストレス下で交感神経が優位のときは,粘液性の唾液が少量分泌される.

三大唾液腺	耳下腺	酵素と水分に富んだ漿液性唾液を分泌	25%	αアミラーゼ(プチアリン)の分泌
	顎下腺	漿液が中心の混合性液を分泌	70%	舌扁桃から分泌型IgA抗体を分泌
	舌下戦	粘液中心の混合性液を分泌	5%	

咀嚼と嚥下

食物が口腔内に入ってから胃に移送されるまでの過程は,口腔相,咽頭相,食道相に分けられる.

嚥下の中枢は延髄

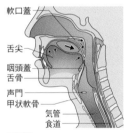

軟口蓋
舌尖
咽頭蓋
舌骨
声門
甲状軟骨
気管
食道

口腔期
口腔から咽頭へ食塊を送る段階

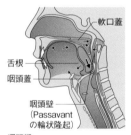

軟口蓋
舌根
咽頭蓋
咽頭壁(Passavantの輪状隆起)

咽頭期
連続した反射運動により咽頭から食道へ食塊を送り込む段階

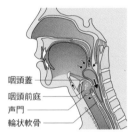

咽頭蓋
咽頭前庭
声門
輪状軟骨

喉頭蓋が反転し喉頭を閉じる:喉頭閉鎖

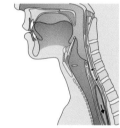

食道期
食道から胃へと食塊を送り込む蠕動運動の過程

咽頭

咽頭は上咽頭(咽頭尾部)，中咽頭(咽頭口部)，
下咽頭(咽頭喉頭部)に分かれる.

• 咽頭は気道でもあり，中・下咽頭は飲食物の通り道でもある.

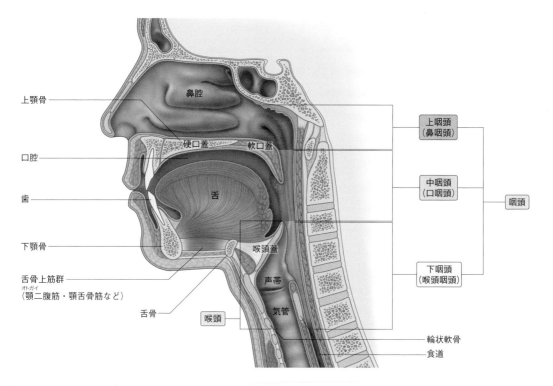

食道

食道は食物を蠕動によって胃に送る管で，消化機能はない.

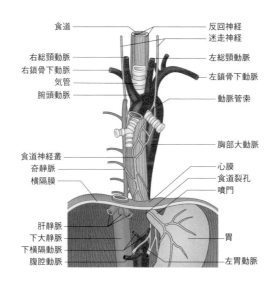

● 生理的狭窄部位

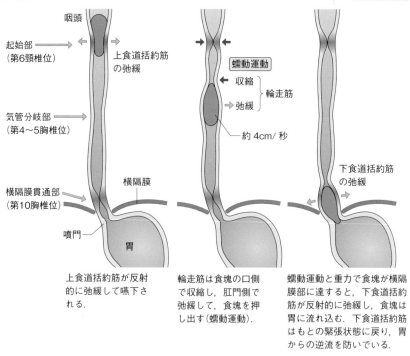

上食道括約筋が反射的に弛緩して嚥下される.

輪走筋は食塊の口側で収縮し，肛門側で弛緩して，食塊を押し出す（蠕動運動）.

蠕動運動と重力で食塊が横隔膜部に達すると，下食道括約筋が反射的に弛緩し，食塊は胃に流れ込む．下食道括約筋はもとの緊張状態に戻り，胃からの逆流を防いでいる.

・日本人の成人では，食道の長さは約25cmである.

・食道は第6胸椎の高さ（輪状軟骨後縁）で咽頭より移行して始まり，第10胸椎の高さの食道・胃接合部に終わる.

・食道上部は上部食道括約筋で下部は下部食道括約筋である．食道粘膜は重層扁平上皮である.

・食道は漿膜をもたないため，食道癌が周囲に浸潤しやすい.

・食道の生理的狭窄部位は，起始部，気管分岐部，横隔膜貫通部の3か所である.

11. 消化器系／B. 消化と吸収

胃の構造

- 胃は第11胸椎の高さ，切歯45cmの噴門に始まり，第1腰椎の高さで幽門に終わる．

- 胃の容量は1.5 ～ 2Lで，少しずつ食べ物を十二指腸に送る．

- 胃の粘膜は単層円柱上皮である．

- 胃酸の分泌は，ガストリンにより促進される．

- 胃の筋層は3層で，内側から斜走筋，輪状筋，縦走筋になっている．

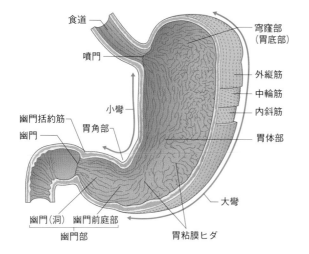

● 胃壁の構造

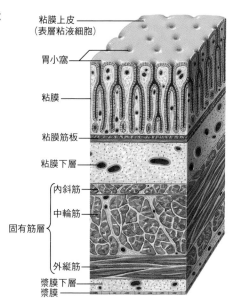

粘膜上皮
（表層粘液細胞）

胃小窩

粘膜

粘膜筋板

粘膜下層

内斜筋
中輪筋
固有筋層
外縦筋

漿膜下層
漿膜

● 胃粘膜を構成する細胞の分布

	分泌物	胃底部	胃体部	幽門部
粘液細胞（表層）	粘液（ムチン，HCO_3^-）	●	●	●
粘液細胞（頚部）	粘液（ムチン）	●	●	●
酸分泌細胞	HCl，内因子		●	
主細胞	ペプシノーゲン		●	
内分泌細胞	ガストリン			●

・胃底腺の主細胞から**ペプシノゲン**，壁細胞（傍細胞）から**塩酸**，副細胞か
ら**粘液**が分泌される.

胃の機能

胃は**食べた物の殺菌**，**一時貯蔵**，**一部消化**というはたらきをもつ. 消化に
おける胃酸分泌の過程は以下のように脳相，胃相，腸相に分けられる.

脳相：食べ物のにおいを嗅いだり，見たり，食べ物を想像することで**唾液**
や**胃液**の分泌が促進される.

胃相：①胃に食べ物が入ってくることで胃の**蠕動運動**が促進される. **ガス**
トリンが分泌され，大量の**胃液**を分泌させる.

②下部食道括約筋の収縮を強め，食道への酸性び粥の逆流が防がれる.

③幽門括約筋は**弛緩**し，胃からの排出を促進する.

腸相：食物が胃に入るとすぐに始まる. **セクレチンとコレシストキニン**の
2つのホルモンによりコントロールされている.

胃酸の分泌とホルモン

胃酸の分泌は，消化管ホルモンによって調節される．

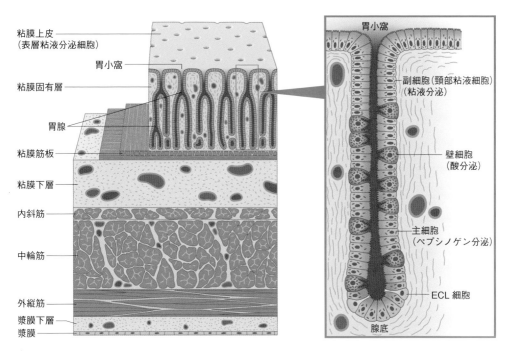

- **粘膜上皮**（表層粘液分泌細胞）
- 胃小窩
- 粘膜固有層
- 胃腺
- 粘膜筋板
- 粘膜下層
- 内斜筋
- 中輪筋
- 外縦筋
- 漿膜下層
- 漿膜

- 胃小窩
- 副細胞（頚部粘液細胞）（粘液分泌）
- 壁細胞（酸分泌）
- 主細胞（ペプシノゲン分泌）
- ECL 細胞
- 腺底

● 胃酸と分泌物

腺の種類		担当細胞	分泌・産生物
胃腺	噴門腺	粘液産生細胞	粘液（ムチン）
	胃底腺	主細胞	ペプシノゲン（酸によりペプシンとなる）
		副細胞（頚部粘液細胞）	粘液（ムチン）
		壁細胞	塩酸，内因子（ビタミンB12の吸収に関与）
		内分泌細胞（ECL細胞など）	ヒスタミンなど
	幽門腺	粘液細胞	粘液（ムチン）
			ガストリンなど

十二指腸の構造

胃からつながる消化管が**小腸**である．小腸は**十二指腸**，**空腸**，**回腸**からなる．
小腸の粘膜には**腸絨毛**，**輪状ヒダ**があり，栄養の吸収面積を広くしている．

十二指腸は**幽門**から**トライツ靭帯**までで，長さは25～30cmである．

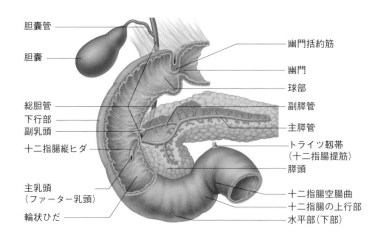

胆嚢管
胆嚢
総胆管
下行部
副乳頭
十二指腸縦ヒダ
主乳頭
（ファーター乳頭）
輪状ひだ

幽門括約筋
幽門
球部
副膵管
主膵管
トライツ靭帯
（十二指腸提筋）
膵頭
十二指腸空腸曲
十二指腸の上行部
水平部（下部）

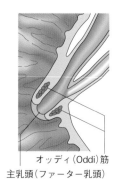

オッディ（Oddi）筋
主乳頭（ファーター乳頭）

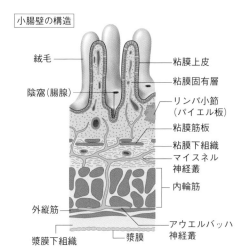

小腸壁の構造

絨毛
陰窩（腸腺）
外縦筋
漿膜下組織
漿膜

粘膜上皮
粘膜固有層
リンパ小節
（パイエル板）
粘膜筋板
粘膜下組織
マイスネル
神経叢
内輪筋
アウエルバッハ
神経叢

十二指腸の機能

- 胃の消化物が十二指腸に入ると，**セクレチン**というホルモンがはたらき，膵液や胆汁が流れ込む.

- 十二指腸からは他にも**コレシストキニン**，**胃抑制ペプチド**が分泌され，胃液を抑制する.

- トライツ靭帯と十二指腸と空腸の境目は急激なカーブ（十二指腸空腸曲）である.

- 総胆管と主膵管の開口部は**ファーター乳頭（大十二指腸乳頭）**とよばれ，**オッディ括約筋**がある.

● **十二指腸から分泌されるホルモンのはたらき**

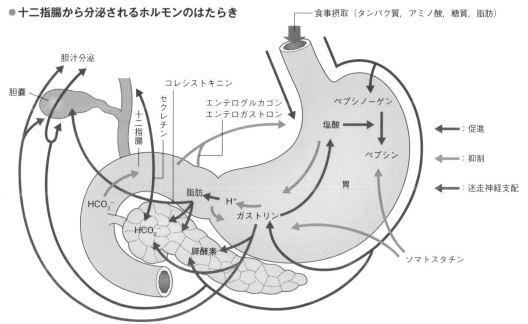

食事摂取（タンパク質，アミノ酸，糖質，脂肪）

胆汁分泌　胆嚢　十二指腸　コレシストキニン　セクレチン　エンテログルカゴン　エンテロガストロン　ペプシノーゲン　塩酸　ペプシン

→：促進
→：抑制
→：迷走神経支配

HCO_3^-　HCO_3^-　脂肪　H^+　膵酵素　ガストリン　胃　ソマトスタチン

食べ物を見る
↓
大脳
↓
迷走神経
↓
胃の運動を活発化
胃液とガストリンを分泌

咀しゃくされた食塊が
食道より胃に入る
↓
胃の知覚神経
↓
中枢神経
↓
迷走神経（反射的に働く）

胃の運動と胃液分泌を促進
同時に幽門腺より
ガストリン分泌を促進
↓
ガストリン分泌
↓
胃の運動と胃液分泌を促進
↓
食べ物がび粥化

び粥は十二指腸へ
↓
胃の動きを抑制しようと
いう機序が働く
↓
コレシストキニン，セクレチン，
消化管抑制タンパク，
ソマトスタチンの分泌
↓
胃の運動と胃液分泌を抑制

空腸と回腸の構造と機能

小腸は空腸，回腸にと続く．

- 空腸と回腸には腸間膜（小腸間膜）があり，腸腔の背中側の壁（後腹壁）に ゆるく固定されているため比較的自由に動けるが，絡まることはない．

- 十二指腸は後腹壁に固定され，腸間膜がない．

- 小腸の壁はどこも基本的に同じ構造をしているが，空腸は回腸に比べて 少し太く，腸の壁が厚い．

- 空腸は輪状ひだ（ケルクリングひだ）と腸絨毛（柔突起）がより発達し，腸 間膜内を走って小腸に入っていく血管（腸間膜動脈の枝）が多い．

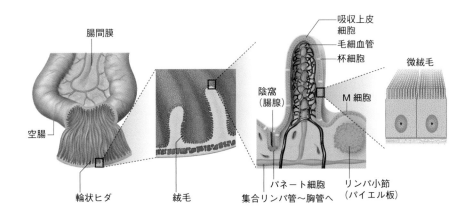

174

消化酵素

消化管ではさまざま消化酵素がはたらいている.

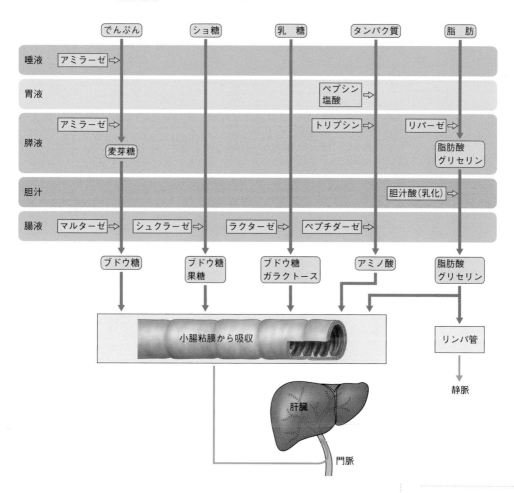

唾液:1,500mL ／日分泌される.

- アミラーゼ(⇒炭水化物の消化促進)

胃液:2,000mL ／日分泌される.

- 胃酸(⇒食物繊維をやわらかくする)
- ペプシノーゲン(⇒胃酸によりタンパク質分解酵素のペプシンに変化する)
- 胃粘液(⇒胃酸などから胃を保護する)

胆汁:500mL ／日分泌される.

- 胆汁酸(⇒脂肪の消化を促す)

膵液:1,500mL ／日分泌される.

- リパーゼ(⇒脂肪の消化を促す)
- アミラーゼ(⇒炭水化物の消化促進)
- トリプシノーゲン(⇒タンパク質分解酵素のトリプシンに変化する)

腸液:1,500mL ／日分泌される.

大腸・肛門の構造と機能

大腸は回腸との境目である盲腸，上行結腸，横行結腸，下行結腸，S字結腸，直腸からなり，肛門へ続く．大腸のみがもつ結腸の構造に，結腸ヒモ，結腸膨起，腹膜垂，結腸半月ヒダがある．

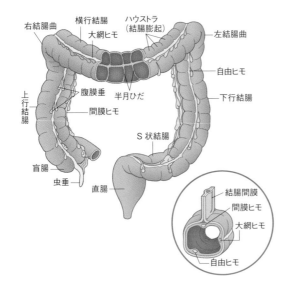

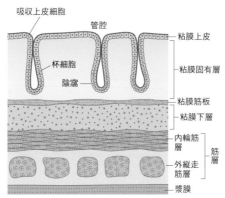

●大腸の構造と特徴

盲腸	回腸との境目に弁をもつ（回盲弁：バウヒン弁），虫垂（二次リンパ器官：6〜9cm）		
結腸	上行結腸（20cm）腹膜後器官	上腸間膜静脈へ	迷走神経支配
	横行結腸（50cm）（横行結腸間膜）	1/2上腸間膜静脈へ	迷走神経支配
	下行結腸（25cm）腹膜後器官	下腸間膜静脈へ	骨盤神経支配
	S字結腸（40cm）（S状結腸間膜）	下腸間膜静脈へ	骨盤神経支配
直腸	直腸上部静脈叢 中・下部の静脈叢	下腸間膜静脈へ 内腸間膜静脈へ	骨盤神経支配

大腸は，水の吸収，電解質の吸収，糞便の形成というはたらきをする．そのはたらきにおいて，消化吸収は行われず，消化酵素はない．また，腸内細菌叢（腸内フローラ）をもつ．腸内細菌はいくつかのビタミンの合成にかかわる．

- **虫垂**は，右下腹部の盲腸から細く伸びる部分であり，リンパ球注の集まった虫垂リンパ組織をもつ．

- 虫垂リンパ組織は，大腸に動員されるIgA陽性細胞を産生する場であるとされている．

排便反射

排便反射は仙髄（S_2～S_4）にある排尿排便中枢に支配されている．

- 直腸内に便が貯留して内圧が上昇すると，**骨盤神経**が興奮して反射的に直腸の蠕動を起こし，内肛門括約筋を弛緩させると同時に脳に刺激を伝えて便意を感じさせる．

- 外肛門括約筋は**陰部神経**（運動神経）により随意的にコントロールされる．

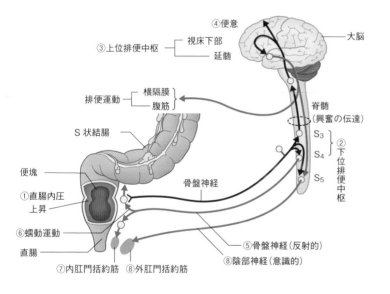

● 機能性便秘の型

	弛緩性便秘	直腸性便秘	痙攣性便秘
機序	大腸の緊張，蠕動の低下	習慣性	S状結腸の持続的緊張亢進
背景	高齢者，やせ型女性，長期臥床		過敏性大腸，S状結腸憩室
腹痛	−	±	＋
便意	小	さまざま	突然の強い便意
便	硬く太い	硬い	始め硬く後半下痢
指診での便	＋	＋	−
排便後の残便感	−	＋〜−	＋
精神状態の影響	小	中	大
内視鏡，造影	過長，拡張，メラノーシス	直腸拡張	S状結腸の痙性・憩室，濡れ和紙をはがす感じ

● 器質性便秘の型

狭窄性		大腸がん，クローン病，虚血性大腸炎など
非狭窄性	排便回数減型	巨大結腸など
	排便困難型	直腸がん，直腸重積，巨大直腸など

肝臓の構造と機能

肝臓は栄養・代謝の中心を担い，栄養豊富な血液が流れ込む栄養分の貯蔵庫といえる．

・肝臓は重さ約1,500gで**左葉**と**右葉**に分けられる．

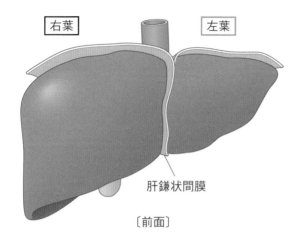

右葉　左葉

肝鎌状間膜

〔前面〕

肝門からは，門脈，固有肝動脈，総肝管，神経などが出入りする．

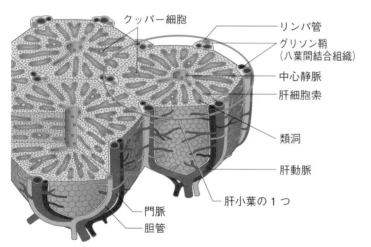

クッパー細胞

リンパ管

グリソン鞘
（八葉間結合組織）

中心静脈

肝細胞索

類洞

肝動脈

肝小葉の1つ

門脈

胆管

肝小葉は肝細胞索と類洞で構成され，中央に中心静脈がある．

肝臓の機能

肝臓は三大栄養素やビリルビンの代謝のほか，さまざまな機能をもつ．

①糖代謝：グリコーゲンの合成・分解．

②タンパク質代謝：**アルブミン**，**フィブリノーゲン**，**プロトロンビン**，酵素などのタンパク質の合成．

③脂肪代謝：中性脂肪とコレステロールの合成・分解．

④ビリルビン代謝：脾臓で溶血が生じたときにできた間接ビリルビンを**グルクロン酸抱合**によって直接ビリルビンにする．

⑤胆汁の生成：胆汁色素（直接ビリルビン）と，コレステロールの代謝産物である胆汁酸から**胆汁**を生成する．

⑥アンモニア代謝：タンパク質の分解によって生じた有害なアンモニアを**オルニチン回路**で無毒な尿素に変える．

⑦解毒：ホルモンの不活化，薬物の代謝．

⑧ビタミンDを活性化する．

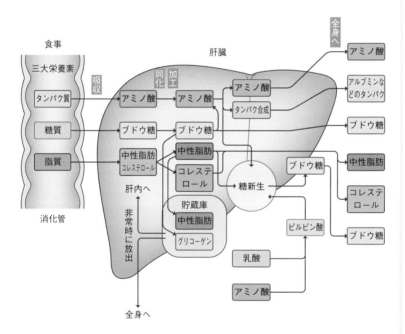

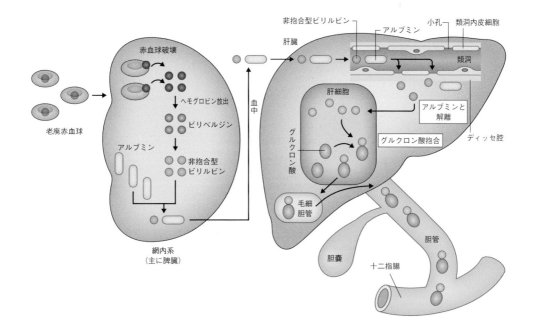

胆のうの構造と機能・胆汁のはたらき

胆のうは胆管に続く袋状の臓器で，肝臓から分泌された胆汁を貯蔵・濃縮し，十二指腸へと排出する．

・胆汁は肝臓で作られる．

・胆汁は胆汁色素とコレステロールの最終代謝産物である胆汁酸塩からなる．

・溶血が起こると間接ビリルビンができる．

・間接ビリルビンは肝臓でのグルクロン酸抱合によって直接ビリルビンになる．

・胆汁中に含まれるのは直接ビリルビンである．

・胆汁色素は小腸でウロビリノーゲンになる．

・腸肝循環はウロビリノーゲンが門脈を通って肝臓に送られることである．

・ウロビリノーゲンは尿や便の色になる．

膵臓の構造と機能

膵臓は長さが15〜20cm，厚さ2cmの細長い臓器で，胃の後ろ下方に
位置する．

- 膵液を分泌する**外分泌腺**と，グルカゴンやインスリンを分泌する**内分泌
  腺**が存在する．
- 膵液は，**セクレチン**，**コレシストキニン**により分泌が促進される．

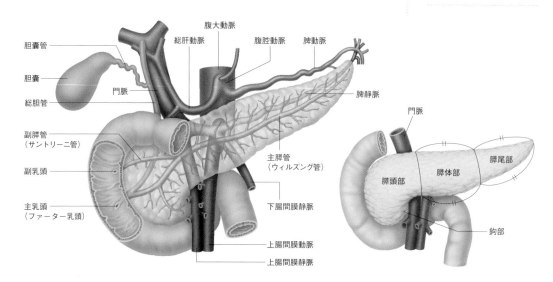

グルカゴンや**インスリン**は膵臓外分泌細胞（内胚葉由来）と同じ細胞から発
生した内分泌細胞から分泌される．

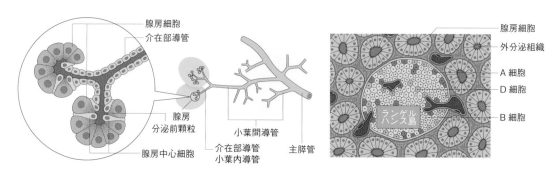

ランゲルハンス島は膵頭部に少なく，膵尾部に多く存在している．

● 膵臓から分泌されるホルモンのはたらき

ホルモン	内分泌細胞	はたらき
グルカゴン	A細胞	糖新生促進，血糖値を上げる
インスリン	B細胞	血糖値を下げる
ソマトスタチン	C細胞	グルカゴン，インスリンの分泌を抑制する 胃液や膵液の分泌を抑制する 胃腸の運動を抑制する

12.代謝系／A.栄養とエネルギー代謝

呼吸など生命維持に必要なエネルギーの消費量を**基礎代謝**という.

- 1日の基礎代謝のうち，70％は体温調整に充てられている.

- 基礎代謝は年齢によって変化していく.

● **1日に消費される
　エネルギー量の割合**

基礎代謝	60%～70%
活動誘発性体熱産生 （身体活動代謝）	20%～30%
食事誘発体熱産生	10%～20%

● **基礎代謝が行われる身体の部位**

筋肉	39%
肝臓	12%
胃腸	8%
肝臓	7%
膵臓	6%
心臓	4%
脳	3%
その他	21%

● **基礎代謝量（平均値）の年齢変化**

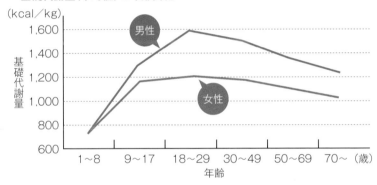

● **成人男性の1日の日常生活でのエネルギー消費量構成**

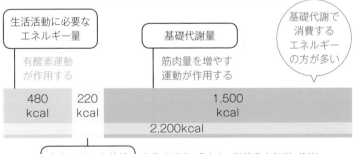

12.代謝系／B.物質代謝

代謝には大きく分けると**同化作用**と**異化作用**があり，酵素のはたらきにより促進される.

同化：低分子物質　→　高分子物質 　　吸エネルギー反応 　　（身体の成分を合成する反応） 異化：高分子物質　→　低分子物質 　　出エネルギー反応 　　（身体の成分を分解，ATPを合成）	

生体エネルギー：ATP（アデノシン三リン酸）

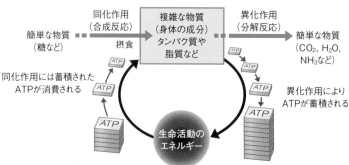

同化作用（合成反応）：
栄養を摂取し，呼吸や昇華によって脂質やタンパク質など身体が必要とする複雑な物質を作る

異化作用（分解反応）：
外界から取り込んだ物質（食物）を分解し，より簡単な物質を呼吸などによって酸素や二酸化炭素を作り，エネルギー（ATP）を産生する

酵素は生体内で物質代謝（化学変化）をスムーズに進行させる（触媒作用）.

①基質特異性

②最適温度

③最適pH

・**代謝**において**ビタミン**は**補酵素**としてかかわる.

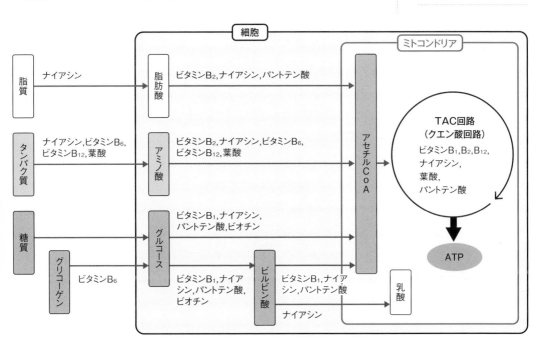

外呼吸と内呼吸

呼吸には，肺で行われる酸素の取り込みと二酸化炭素の排出という**外呼吸**に加え，細胞で行われる組織細胞と血液の間で行われる**内呼吸**の2つがある.

- 内呼吸は細胞で行われる.

- 内呼吸では酸素を用いて有機物を分解し，エネルギーを得る. このエネルギーを用いて**ATP（アデノシン三リン酸）**を合成する.

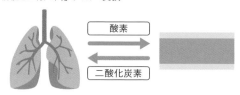

外呼吸
「肺胞と血液の間」でのガス交換

酸素

二酸化炭素

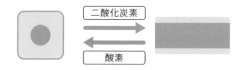

内呼吸
「組織細胞と血液の間」でのガス交換

二酸化炭素

酸素

ATPの産生

すべての生物では，生きている状態を維持するためのエネルギーとして**ATP（アデノシン三リン酸）**から得るエネルギーが使われる.

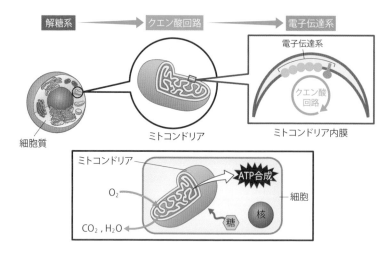

解糖系 → クエン酸回路 → 電子伝達系

電子伝達系

クエン酸回路

細胞質　　ミトコンドリア　　ミトコンドリア内膜

ミトコンドリア

O_2

CO_2, H_2O

ATP合成

細胞

核

糖

- グルコースから**ピルビン酸**または**乳酸**までの分解経路は，**酵素**を必要としないため，嫌気性解糖という.

- **解糖系**からクエン酸回路，電子伝達系に至ると，**ATP**が大量に合成される.

- 糖新生とは，生体内で，アミノ酸，脂肪酸を原料としてピルビン酸やグルコースを合成すること．解糖系経路のほぼ逆向きの反応である.

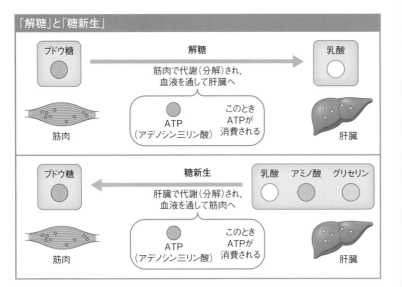

「解糖」と「糖新生」

- 糖新生の役割は，**空腹時**や飢餓時，運動時にグルコースを維持することである.

- 糖新生はアドレナリンによって促進を受ける.

- **グリコーゲン**はグルコースの貯蔵形態であり，肝臓や筋肉に多い.

核酸の代謝

- 生物を原料とする食品からは，細胞に含まれる核酸(DNA，RNA)が摂取される.

- 食品に含まれる核酸は，十二指腸や小腸において，分解・吸収される.

- 十二指腸や小腸では，膵臓(pancreas)から分泌される膵液に含まれる核酸分解酵素ヌクレアーゼにより，糖とリン酸の間のホスホジエステル結合 (phosphodiester bond) が加水分解され，ヌクレオチドとなる.

- 核酸塩基がA (アデニン) やG (グアニン) である**プリン塩基**は，代謝をうけて**尿酸**(uric acid)に変えられる.

- 核酸塩基がC (シトシン)，T (チミン)，U (ウラシル) であるピリミジン塩基は，代謝を受けてアセチル CoA (コエンザイム A) にまで分解され，脂肪酸の合成などに利用される.

タンパク質の代謝

ヒトの身体をつくる**タンパク質**は**アミノ酸**がつながり構成されている．たんぱく質は**一次構造**から**四次構造**までの種類があり，体内で分解されエネルギーが産生される．

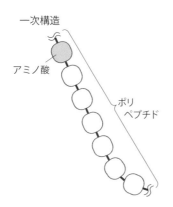

一次構造

アミノ酸

ポリペプチド

〈二次構造〉

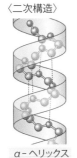
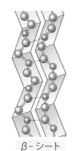

α−ヘリックス　　　β−シート

·········· 水素を介する結合
◦—● ペプチド結合

〈三次構造〉　　〈四次構造〉

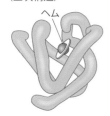
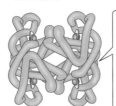

ヘム

ヘモグロビンを構成
するポリペプチド

ヘム

ミオグロビン　　　ヘモグロビン

- タンパク質の構成成分としてのアミノ酸は20種類である．その中で，生体内で合成できない9種類を**必須アミノ酸**という．

- アミノ酸の供給は，食物中のタンパク質の消化・吸収，体内タンパク質の分解，およびグルコースからアミノ酸への変換などによる．

- アミノ酸は**筋タンパク質**の合成，**アルブミン・血液凝固因子・酸素・ヘム**などの重要な生体成分の合成のための材料として利用される．

- アミノ酸が分解されるとき，そのアミノ基から生じる**アンモニア**はオルニチン回路で**尿素**に変えられる．

> **必須アミノ酸**：ロイシン，イソロイシン，リジン(リシン)，トレオニン(スレオニン)，トリプトファン，バリン，ヒスチジン，メチオニン，フェニルアラニン

13. 泌尿器系／A. 尿の生成・B. 体液量の調節

ネフロン（腎単位）の構造

腎臓はネフロン（腎単位）という構造が集まってできている.

- ネフロンは腎小体と尿細管からなる.

- 腎小体は毛細血管のかたまりである糸球体と，それを包むボーマン嚢からなる.

- 糸球体は血液を濾過して原尿を作る.

● ネフロンおよびその周辺の構造

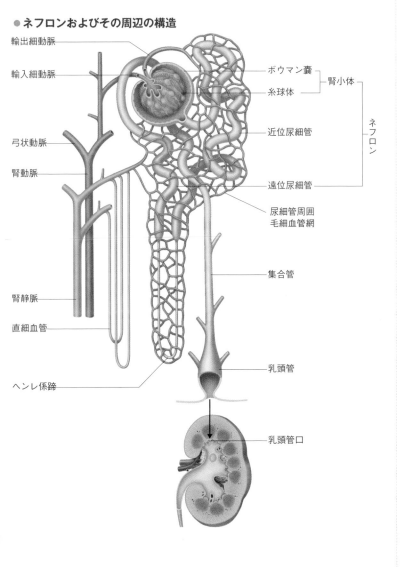

輸出細動脈

輸入細動脈

弓状動脈

腎動脈

腎静脈

直細血管

ヘンレ係蹄

ボウマン嚢

糸球体

近位尿細管

遠位尿細管

尿細管周囲
毛細血管網

集合管

乳頭管

乳頭管口

腎小体

ネフロン

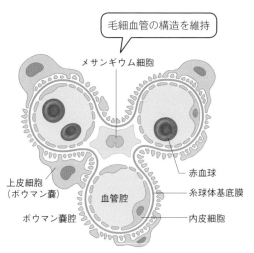

毛細血管の構造を維持

メサンギウム細胞

上皮細胞
（ボウマン嚢）

ボウマン嚢腔

血管腔

赤血球

糸球体基底膜

内皮細胞

糸球体の微細構造（矢状断面）

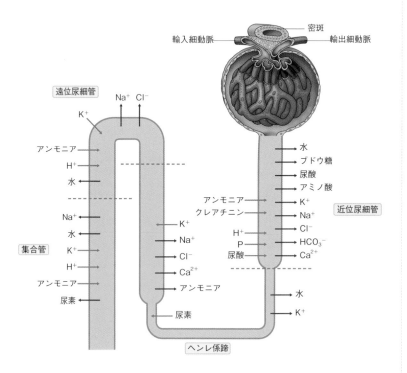

密斑

輸入細動脈

輸出細動脈

遠位尿細管

Na⁺ Cl⁻

K⁺

アンモニア

H⁺

水

Na⁺

水

K⁺

H⁺

アンモニア

尿素

集合管

K⁺

Na⁺

Cl⁻

Ca²⁺

アンモニア

尿素

アンモニア

クレアチニン

H⁺

P

尿酸

水

ブドウ糖

尿酸

アミノ酸

K⁺

Na⁺

Cl⁻

HCO₃⁻

Ca²⁺

水

K⁺

近位尿細管

ヘンレ係蹄

ネフロンの機能（糸球体濾過，再吸収と分泌）

ネフロン	腎小体	糸球体	血液の濾過，原尿の生成
		ボーマン嚢	糸球体から原尿を受け取り，尿細管に送る．
	尿細管	近位尿細管	100%再吸収：グルコース，アミノ酸 80%再吸収：水，Na^+，K^+，Ca^{++}，HCO_3^-，PO_4^- 分泌：尿酸，アンモニア，H^+
		ヘンレループ	電解質・水の再吸収
		遠位尿細管	電解質・水の再吸収・再分泌 パラソルモンが作用（Ca^{++}の再吸収促進，リンの排泄促進）

集合管	アルドステロンが作用（Na^+の再吸収促進，K^+の排泄促進） 心房性ナトリウム利尿ペプチドが作用（Na^+の排泄促進） バソプレシンが作用（水の再吸収促進）

■腎臓に関する代表的な疾患と注意点

次のような観点から注意する必要がある．

①糸球体濾過量（GFR）

一定の時間の間で，糸球体が濾過することができる血液量のことをいう．
腎臓の機能を評価する際の１つの目安となる．

１分あたりの濾過の量（正常値）：GFR＝100 ～ 120mL/分

②クレアチニンクリアランス（CCr）

糸球体と尿細管から尿中に排泄される能力のことをいう．血清中と尿中の
クレアチニンの量を測定して比較し，腎臓の糸球体が老廃物などを取り除
く力がどれくらいあるかをチェックすることにより，腎機能を調べる検査

基準値：CCr＝100 ～ 120mL/分

● 腎機能障害の程度と尿素窒素，クレアチニン

ステージ	腎予備能 (%)	尿素窒素 (mg/dL)	クレアチニン (mg/dL)
1. 腎予備能の低下	50～75	1.0～2.5	15.0～30.0
2. 腎機能低下	25～50	2.5～6.0	25.0～60.0
3. 腎不全	10～25	5.5～11.0	55.0～110.0
4. 尿毒症	0～10	>8.0	>80.0

● クレアチニンと病態

血中クレアチニン （mg/dL）	クレアチニン・クリアランス （mL/分）	病態
0.7～1.4	100±20	正常・健康
1.4～2.4	61～99	日常生活に支障なし
2.5～4.9	24～60	日常生活に多少の支障あり
5.0～7.9	12～23	日常生活に試使用あり
8.0～12.0	7～12	日常生活の規制
>12.0	<6	昏睡，見当識障害

腎臓の役割は，尿の生成，血圧の調節，血液産生の促進といった役割に加え，骨を強くし，体内環境を一定の状態に保つ（恒常性の維持）.

● 腎臓のはたらき

タンパク代謝産物の排泄	タンパク質に含まれる窒素 (N) や硫黄 (S) は，硝酸イオン (NO_3^-) や硫酸イオン (SO_4^-)，アンモニア，尿素，尿酸，クレアチニンとなり腎臓で尿中に排泄される.
水の調節	抗利尿ホルモン（ADH，バソプレシン）の作用により，集合管で水の再吸収を促進する.
電解質の調節	心房性 Na 利尿ペプチドにより集合管で Na^+ の排泄が促進され，アルドステロンにより集合管で Na^+ の再吸収促進と K の排泄促進が生じる.
酸塩基平衡の調節	腎臓の尿細管で塩基の HCO_3^- を再吸収し，酸の H^+ を尿中に排泄して酸塩基平衡を調節する.
エリスロポエチンの分泌	腎臓で産生されたエリスロポエチンは，骨髄で赤血球の分化を促進するサイトカインとして働く.
レニンの分泌	腎血流が低下するとレニンの分泌が促進され，血圧上昇が生じる.
ビタミンD活性化	ビタミンDを活性化させ，腸管でのCaの吸収促進に関与する.

13. 泌尿器系／C. 排尿

泌尿器は，腎臓，尿管，膀胱，尿道という尿の通り道である器官の総称である．

●腎・尿路の構造

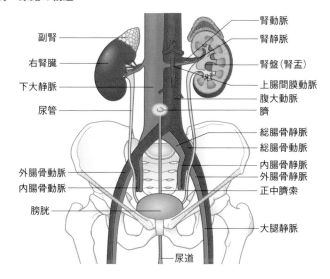

副腎
右腎臓
下大静脈
尿管
外腸骨動脈
内腸骨動脈
膀胱

腎動脈
腎静脈
腎盤（腎盂）
上腸間膜動脈
腹大動脈
臍
総腸骨静脈
総腸骨動脈
内腸骨静脈
外腸骨静脈
正中臍索
大腿静脈
尿道

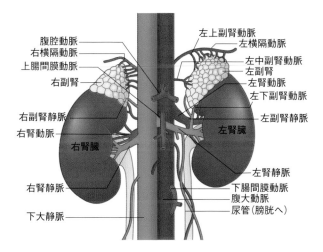

腹腔動脈
右横隔動脈
上腸間膜動脈
右副腎
右副腎静脈
右腎動脈
右腎臓
右腎静脈
下大静脈

左上副腎動脈
左横隔動脈
左中副腎動脈
左副腎
左腎動脈
左下副腎動脈
左副腎静脈
左腎臓
左腎静脈
下腸間膜動脈
腹大動脈
尿管（膀胱へ）

膀胱の構造と機能

膀胱は尿を溜める袋で，膀胱壁は，**移行上皮**である粘膜，筋層，漿膜の三層からなる．

- 膀胱は，骨盤腔の最前部にある．

- 膀胱は，尿を溜めた状態では丸みをおびた形をしている．

- 膀胱の頂部は腹膜におおわれ，膀胱底は，女性では子宮に接し，男性では直腸に接している．

- 膀胱壁の主体を占めるのは筋層（平滑筋）であり，排尿のはたらきをもっていることから**排尿筋**ともいう．

尿道の構造と機能

尿道は膀胱内の尿を内尿道口から体外に排泄する管である．

長さ：男性 16 〜 18 ㎝／女性 3 〜 4 ㎝

男性

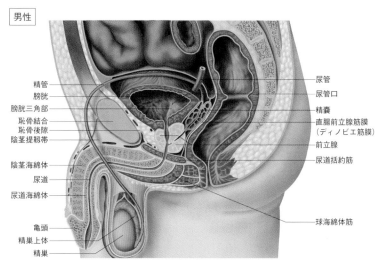

精管
膀胱
膀胱三角部
恥骨結合
恥骨後隙
陰茎提靱帯
陰茎海綿体
尿道
尿道海綿体
亀頭
精巣上体
精巣

尿管
尿管口
精嚢
直腸前立腺筋膜
（ディノビエ筋膜）
前立腺
尿道括約筋
球海綿体筋

女性

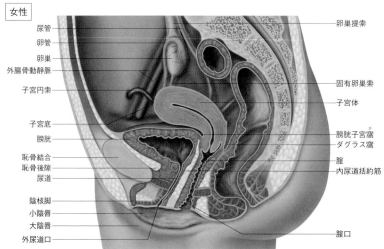

尿管
卵管
卵巣
外腸骨動静脈
子宮円索
子宮底
膀胱
恥骨結合
恥骨後隙
尿道
陰核脚
小陰唇
大陰唇
外尿道口

卵巣提索
固有卵巣索
子宮体
膀胱子宮窩
ダグラス窩
腟
内尿道括約筋
腟口

排尿反射・蓄尿反射

膀胱に尿が溜まり膀胱内圧が上昇すると，骨盤神経が興奮し，仙髄($S_2 \sim S_4$)に存在する排尿・排便中枢に刺激を伝える.
脊髄反射によって排尿反射が生じるとともに，脳に尿意を伝える.

- 排尿反射では，骨盤神経が内尿道括約筋を弛緩させ，排尿筋(膀胱壁の平滑筋)を収縮させて排尿が促進される.

- 内尿道括約筋は尿道への出口付近にある.

- 外尿道括約筋は運動神経である陰部神経よって，随意的にコントロールされている.

- 外尿道括約筋は横紋筋であり，尿道が骨盤腔を出る場所にある.

蓄尿反射は，交感神経(下腹神経)の興奮によって，排尿筋(膀胱壁の平滑筋)が弛緩し，内尿道括約筋が収縮することによって生じる.

- 下腹神経の興奮によって蓄尿反射が生じている場合には，膀胱充満感があっても排尿は困難であり，尿閉となる.

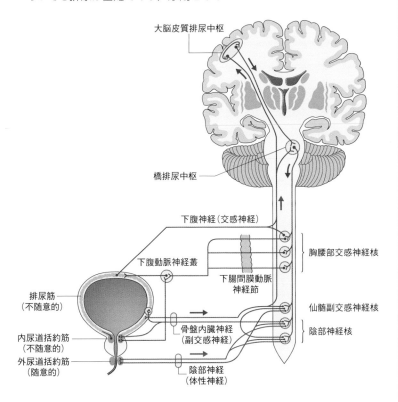

排尿中に，膀胱内の尿は尿管に逆流しない構造となっている.

●膀胱の逆流防止のメカニズム

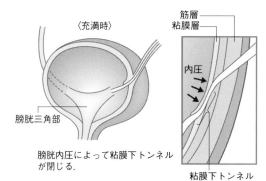

〈充満時〉

筋層
粘膜層

内圧

膀胱三角部

膀胱内圧によって粘膜下トンネル
が閉じる.

粘膜下トンネル

〈排尿時〉

筋層
粘膜層

内圧

収縮

膀胱三角部が手前に強く引きしぼ
られ，粘膜下トンネルが細長く伸
びることで閉じやすくなる.

粘膜下トンネル

14.体温調節／A.体温

核心温度と外殻温度

体温とは身体の温度をいい，以下の2つに分類される.

①核心温度：身体深部(頭腔，胸腹腔)の温度

体温調節機構によって一定に調節されており，環境の変動によって変化しない.

②外殻温度：身体の表層の温度

環境の影響を受け大きく変化する.

● 核心温度と外殻温度

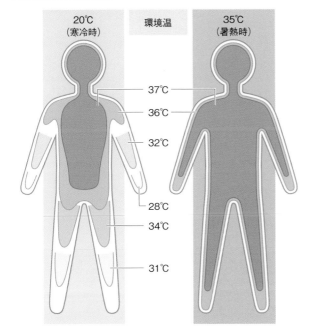

● 体温調節のしくみ

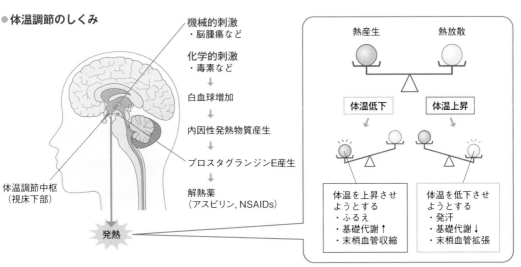

14. 体温調節／B. 体温の調節

物理的熱放散

物理的熱放散のしくみには，**輻射**，**伝導**，**対流**，**蒸発**がある．

- **輻射**とは，身体から身体と接触していない他の物質に熱が伝達されることをいう．常温下では，輻射は熱放散のうち60％を占める．

- **伝導**とは，身体から身体と接している他の物質に熱が伝達されることをいう．

- 空気の**対流**があると，伝導による放熱はさらに効果的に行われる．

- 外気温が体温に近づくと，熱放散は，輻射，伝導，対流の割合は減少し，**蒸発**によるようになる．皮膚や気道からの水分蒸発によって身体から気化熱を奪い，熱放散を行うしくみに，不感蒸泄と発汗がある．

- **不感蒸泄**とは，皮膚表面に滲出してくる水分（汗とは異なる）の蒸発と，気道から空気中へ呼出される蒸発のことである．これらは，一般に意識に上らない．

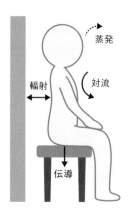

体温調節中枢

- 体温調節中枢は**視床下部**にある．

- 身体で炎症が生じ，プロスタグランジンが放出されると**視床下部**の体温中枢が刺激されて，体温のセットポイント（設定温度）が上昇するために，熱産生が促進され，発熱が生じる．

15.内分泌系／A.ホルモンの種類

外分泌腺と内分泌腺

人体を正常に保つための分泌物を放出する腺は，その特徴によって**外分泌腺**と**内分泌腺**の2つに分けられる.

	構造の特徴	分泌物	分泌腺
外分泌腺	分泌物を直接または導管によって体の外に放出する.	消化液, 涙, 汗, 精液	唾液腺, 胃腺, 涙腺, 汗腺, 前立腺など
内分泌腺	導管をもたず, 分泌物を直接血液中に放出する.	ホルモン	脳下垂体, 甲状腺, 胸腺, 副腎など

■内分泌

内分泌組織で産生されたホルモンが血液によって全身に運ばれて，離れた場所にある標的器官に作用して効果を現すことを**内分泌（エンドクリン）**という.

- 神経細胞の軸索末端から放出される物質がシナプスではなく血液中に放出され，ホルモンとして作用することを**神経内分泌**という（視床下部, 下垂体後葉, 副腎髄質）.

■内分泌系の機能

①内部環境の恒常性維持

②エネルギー代謝

③発育と成長

④性の分化と生殖

おもな内分泌腺

おもな内分泌腺には以下のようなものがある.

		ホルモン	作用
視床下部		性腺刺激ホルモン放出ホルモン,甲状腺刺激ホルモン放出ホルモン,副腎皮質刺激ホルモン放出ホルモンなど	下垂体前葉を刺激して各刺激ホルモンなどを放出させる.
下垂体	前葉	成長ホルモン(GH)	骨や筋の成長・代謝の促進
		プロラクチン(PRL)	乳汁産生促進
		性腺刺激ホルモン	卵胞刺激ホルモン(FSH)):卵胞・精子産生促進 黄体形成ホルモン(LH):排卵促進
		甲状腺刺激ホルモン(TSH)	甲状腺を刺激
		副腎皮質刺激ホルモン(ACTH)	副腎皮質を刺激,糖質コルチコイド分泌促進
	後葉	バソプレシン(ADH)	抗利尿ホルモン,腎の集合管で水の再吸収促進
		オキシトシン	射乳促進,子宮収縮促進
甲状腺		T_3, T_4(サイロキシン)	代謝を亢進
		カルシトニン	血中カルシウム濃度低下,骨形成促進
副甲状腺		パラソルモン	血中カルシウム濃度上昇,骨吸収促進
膵臓		インスリン	血糖値を低下
		グルカゴン	グリコーゲン分解,血糖を上昇
		ソマトスタチン	インスリンとグルカゴンの分泌抑制
副腎	皮質	糖質コルチコイド	コルチゾル:血糖値を上昇
		鉱質コルチコイド	アルドステロン:腎でのNa^+再吸収・K^+排泄促進
		性ステロイド	アンドロゲン,アンドロステンジオン:性ホルモン
	髄質	カテコールアミン:交感神経興奮	アドレナリン:血糖上昇・心機能亢進作用が強い
			ノルアドレナリン:血圧上昇作用が強い
性腺	卵巣	エストロゲン	第二次性徴促進,女性らしさの発現,子宮内膜増殖
		プロゲステロン	妊娠の維持
	精巣	テストステロン	第二次性徴促進,蛋白同化作用,性欲刺激

■ その他の内分泌腺

その他，さまざまな内分泌腺がある．

	ホルモン	作用
脂肪組織	レプチン	食欲抑制
松果体	メラトニン	概日リズムの調節
心房	心房性Na利尿ペプチド 脳性Na利尿ペプチド	血圧低下
胸腺	チモシン （サイモシン）	Tリンパ球分化促進
腎臓	レニン	血圧上昇
消化管 胃：G細胞	ガストリン	胃液分泌促進
消化管 十二指腸	セクレチン	HCO_3^-を含む膵液分泌促進
	コレシストキニン	胆嚢収縮，膵液分泌促進
胎盤	hCG （ヒト絨毛性ゴナドトロピン）	黄体を刺激
体細胞の細胞膜	プロスタグランジン	種類により血液凝固亢進，子宮収縮，発熱，疼痛など

ホルモンの定義と分類

■ ホルモンの定義

特定の臓器(内分泌腺)で作られ，血行によって遠くに運ばれて特定の標的器官に作用し，少量で特異的効果を現す物質.

■ ホルモンの化学的特徴による分類と合成

アミノ酸誘導体ホルモン

• 能動的に細胞内に取り込まれた前駆体アミノ酸は，一連の酵素反応を経てホルモンとなり，小胞に蓄積された後，開口分泌で放出される.

• チロシンやトリプトファンなどの前駆体アミノ酸から合成される.
　チロシン誘導体：甲状腺ホルモン
カテコールアミン：ドーパミン，ノルアドレナリン，アドレナリン
インドールアミン：セロトニン，メラトニン

ステロイドホルモン

• コレステロールを前駆体とする.

• 基質となるコレステロールは分泌細胞内で酢酸から合成されるか，血中の低密度リポ蛋白low-density lipoprotein (LDL)から供給される.
　　副腎皮質ホルモン，性ホルモン

ペプチドホルモン

• アミノ酸が縮合したもので，アミノ酸誘導体の一種とも考えられる.

• ペプチドホルモンの合成は，一般の蛋白合成と同じ過程を経る.
　　ACTH，成長ホルモン
　　糖鎖がついているもの：性腺刺激ホルモン，
　　甲状腺刺激ホルモン　　　(TSH)

■ **ホルモン・神経伝達物質以外の生地理活性物質（局所ホルモン）**

- 傍分泌（パラクリン）：特定の細胞から分泌された物質が血流に入ることなく分泌した細胞の近傍にある（隣接した）標的細胞にはたらいて効果を現す.

- 自己分泌（オートクリン）：特定の細胞から分泌された物質が血流に入ることなく分泌した細胞自身にはたらいて効果を現す.

- 神経伝達物質：ノルアドレナリンは副腎髄質からホルモンとして血中に分泌されるが，また，神経伝達物質としてシナプス間隙に放出されて神経細胞間の信号伝達を担う.

- サイトカイン：免疫担当細胞からは種々のサイトカインが分泌されるが，その中にはホルモンであるACTH（副腎皮質刺激ホルモン）やβ-エンドルフィンが含まれる.

※神経物質やサイトカインとホルモンの境界は必ずしも明確ではない.

ホルモンを受け取る役割をもつ**受容体**は，細胞内にあるものと，細胞膜表面にあるものがある.
ステロイドホルモンと甲状腺ホルモンの受容体は細胞内にあり，他のホルモンの受容体は細胞膜にある.

ステロイド型ホルモン	ポリペプチド型ホルモン

細胞膜　細胞内　ホルモン　受容体

細胞膜　細胞内　ホルモン　受容体

例：脂溶性ホルモン
甲状腺ホルモン，
ステロイドホルモン

例：水溶性ホルモン
ペプチドホルモン，
カテコールアミン

視床下部・下垂体

■ 視床下部

視床下部は間脳の一部で，中枢神経に含まれるが，下垂体と連携した内分泌器官でもある.

- 視床下部からは下垂体前葉ホルモンの分泌を調節するホルモンが分泌され，下垂体門脈を介して下垂体前葉に達する.

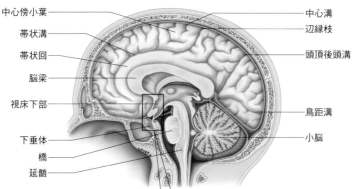

中心傍小葉 — 中心溝
帯状溝 — 辺縁枝
帯状回 — 頭頂後頭溝
脳梁
視床下部 — 鳥距溝
下垂体 — 小脳
橋
延髄

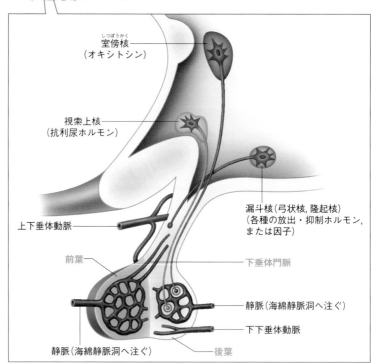

室傍核（しつぼうかく）（オキシトシン）
視索上核（抗利尿ホルモン）
漏斗核（弓状核，隆起核）（各種の放出・抑制ホルモン，または因子）
上下垂体動脈
前葉
下垂体門脈
静脈（海綿静脈洞へ注ぐ）
下下垂体動脈
静脈（海綿静脈洞へ注ぐ）
後葉

● 視床下部のホルモンの種類とその作用

ホルモン	作用
副腎皮質刺激ホルモン放出ホルモン (CRH)	ACTHの分泌を促進する
成長ホルモン放出ホルモン (GHRH)	GHの分泌を促進する
成長ホルモン分泌抑制因子：ソマトスタチン (GH-RIH)	GHとTSHの分泌を抑制する
甲状腺刺激ホルモン放出ホルモン (TRH)	TSHの分泌を促進する
性腺刺激ホルモン放出ホルモン (GnRH)	FSHとLHの分泌を促進する
プロラクチン放出ホルモン (PRH)	PRLの分泌を促進する
プロラクチン放出抑制ホルモン (PIH)	PRLの分泌を抑制する

ACTH：副腎皮質刺激ホルモン　　FSH：卵胞刺激ホルモン
GH：成長ホルモン　　　　　　　LH：黄体形成ホルモン
TSH：甲状腺刺激ホルモン　　　　PRL：プロラクチン

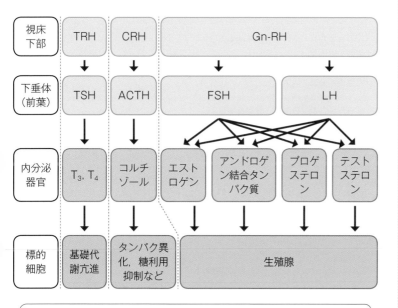

ホルモンの名称は以下の分類に基づいている.
放出ホルモン（間接的）…末尾がRH (Releasing Hormone)
刺激ホルモン（直接的）…末尾がSH (Stimulating Hormone)やTH (…tropic Hormone)

調節ホルモンは，視床下部および下垂体前葉から分泌されるホルモンで，フィードバック機構に関与し，内分泌器官からのホルモンの分泌量を調整している.

例：甲状腺刺激ホルモン放出ホルモン (TRH)，甲状腺刺激ホルモン (TSH)など

拮抗ホルモンは作用を打ち消しあうホルモンのことをいう.

• 一般的には血糖値を低下させるインスリンと，上昇されるグルカゴンのことだと認識されてきたが，実際には両者は協力して，細胞内にグルコースが取り込まれるために作用している.

■**下垂体**

下垂体は，咽頭上皮の一部が伸びて嚢状になった前葉と，視床下部の神経細胞の軸索が下垂体後葉まで伸びてできた後葉が合わさってできたものである．

• 下垂体は**前葉**と**後葉**のそれぞれからホルモンを分泌する．

• つくられた調節ホルモン（甲状腺刺ホルモンなど）を下垂体前葉に運ぶ血管である**下垂体門脈**をもつ．

● **下垂体前葉ホルモンの種類とその作用**

ホルモン	作用
成長ホルモン（GH）	• 骨端軟骨の増殖促進作用，体内のタンパク質同化促進作用などがあり，体の成長を促進する． • 肝臓のグリコーゲン分解とグルコース放出を増加させることにより，血糖値を上昇させる．
甲状腺刺激ホルモン（TSH）	• 甲状腺ホルモンの生成・分泌を促進する．
副腎皮質刺激ホルモン（ACTH）	• 副腎皮質での糖質コルチコイドの生成・分泌を促進する． • ACTHの分泌はストレス負荷により増加する．
卵胞刺激ホルモン（FSH）	• 女性では卵胞の成熟，卵胞ホルモン（エストロゲン）の生成・分泌を促進する． • 男性では精巣のセルトリ細胞にはたらいて精子形成を促進する．
黄体形成ホルモン（LH）	• 女性では排卵・黄体形成を促進し，黄体ホルモン（プロゲステロン）の生成・分泌を促進する． • 男性では，精巣の間質細胞（ライディッヒ細胞）にはたらいて男性ホルモン（テストステロン）の生成・分泌を促進する．
プロラクチン（PRL）	• 乳腺の発育と乳汁の生成・分泌を促進する． • 分泌は妊娠中に促進する．ただし，妊娠中は胎盤が産生するエストロゲンとプロゲステロンの作用で乳汁の生成・分泌作用は抑制される． • 分娩後はエストロゲンとプロゲステロンの抑制が取れて乳汁の産生・分泌作用が顕在化する． • 授乳による乳首の吸引が刺激になって分泌が増加する． ※その他，弱い成長ホルモン様の作用が知られているが意義は不明である． ※男性におけるプロラクチンの作用は不明である．

● 下垂体後葉ホルモンの種類とその作用

下垂体後葉ホルモンは, 視床下部の神経細胞で産生され下垂体後葉内の神経終末から分泌される (神経内分泌).

ホルモン	作用
オキシトシン	・分娩が刺激となり分泌が亢進し, 子宮壁の平滑筋を収縮させる. ・乳児が乳首を吸引することが刺激となって分泌が亢進し, 乳管周囲の平滑筋を収縮させて乳汁を排出させる (射乳反射). ・男性では射精時に精管の平滑筋を収縮させ, 精子の移動を促進する.
バソプレシン (抗利尿ホルモン) (ADH)	・バソプレシンは腎臓の集合管の水の透過性を亢進させることにより水の再吸収を促進して尿量を減少させる. ・バソプレシンの分泌促進因子 ①血漿浸透圧の上昇, ②体液量の減少, ③痛みや精神的なストレス, 外傷

甲状腺

甲状腺は咽頭上皮(内胚葉)から発生する器官で，多数の濾胞(ろほう)からできている．

- 濾胞は単層の立方上皮からなり，その内部はコロイド(タンパク質のサイログロブリンを含む)で満たされ，甲状腺ホルモンを貯蔵している．

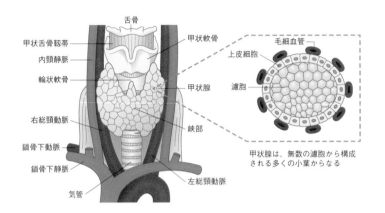

甲状腺は、無数の濾胞から構成される多くの小葉からなる

■ 甲状腺から分泌されるホルモン

甲状腺からは甲状腺ホルモンとよばれるサイロキシン(T_4)とトリヨードサイロニン(T_3)が分泌される．これらは濾胞上皮でチロシンとヨウ素からつくられる．

- 甲状腺ホルモンの大部分はT_4の形で分泌されるが，T_3が作用の面では大きく，末梢組織でT_4からT_3に変換されて作用を発揮する．

- 甲状腺ホルモンは核内に存在する甲状腺ホルモン受容体に結合し，特定の遺伝子の発現を促進あるいは抑制する．

- 先天的な異常により甲状腺機能が低下したものをクレチン症といい，低身長や知能低下が起こる．

- 甲状腺ホルモンが過剰に産生されるものを甲状腺機能亢進症(バセドウ病，グレイブス病)という．

- 甲状腺ホルモンの産生が減少して不足するものを甲状腺機能低下症という．

- T_3・T_4はTRH・TSHの分泌を抑制する(負のフィードバック)．

● **甲状腺ホルモンの分泌の流れ**

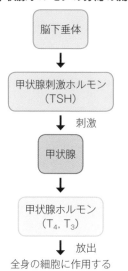

脳下垂体

↓

甲状腺刺激ホルモン
（TSH）

↓ 刺激

甲状腺

↓

甲状腺ホルモン
（T₄, T₃）

↓ 放出

全身の細胞に作用する

● **甲状腺ホルモンのおもな作用**

	作用
甲状腺ホルモン （サイロシンキシン， トリヨードサイロニン）	・代謝亢進による熱産生量を増加させる. ・からだの成長や知能の発育を促進する. ・腸管の糖吸収を促進し，血糖値を上昇させる. ・組織のコレステロール取り込みを促進し，血清コレステロールを低下させる. ・交感神経の活動を亢進させる. ・筋肉タンパク質の分解を促進する.

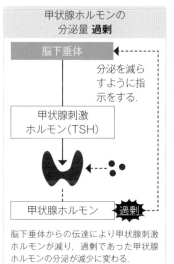

甲状腺ホルモンの
分泌量 **正常**

脳下垂体

甲状腺刺激
ホルモン（TSH） 分泌

ヨウ素

甲状腺ホルモン 分泌

甲状腺刺激ホルモン(TSH)はヨウ素から作られた甲状腺ホルモン量をチェックする.

甲状腺ホルモンの
分泌量 **過剰**

脳下垂体

分泌を減らすように指示をする.

甲状腺刺激
ホルモン(TSH)

甲状腺ホルモン 過剰

脳下垂体からの伝達により甲状腺刺激ホルモンが減り，過剰であった甲状腺ホルモンの分泌が減少に変わる.

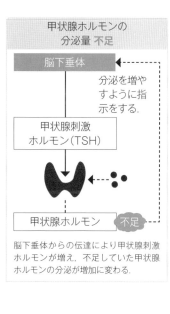

甲状腺ホルモンの
分泌量 **不足**

脳下垂体

分泌を増やすように指示をする.

甲状腺刺激
ホルモン(TSH)

甲状腺ホルモン 不足

脳下垂体からの伝達により甲状腺刺激ホルモンが増え，不足していた甲状腺ホルモンの分泌が増加に変わる.

- 甲状腺からは，甲状腺ホルモン以外に濾胞上皮の基底部や間質にある傍濾胞細胞からはカルシトニンが分泌される．

- カルシトニンは血清カルシウム (Ca) 濃度が上昇すると分泌され，骨形成を促進して骨へのCa沈着を促進するとともに，尿中へのCa排泄を促進して血清Ca濃度を低下させる．

副甲状腺（上皮小体）

副甲状腺（上皮小体）は甲状腺の後面に上下1対ずつ，計4個の米粒大の内分泌腺（内胚葉由来）で，**上皮小体ホルモン**である**パラソルモン** (PTH) を分泌する．

- パラソルモンは血清Ca濃度が低下すると分泌される．骨吸収を促進して骨からのCa動員を増加させることにより，血清Ca濃度を上昇させる．

- パラソルモンは腎臓にはたらいてビタミンDの活性化を促進することにより，小腸でのCaの吸収を増やして血清Ca濃度を上昇させる．

- パラソルモンは腎臓の尿細管にはたらいて，Caの再吸収とPの排泄を促進する．

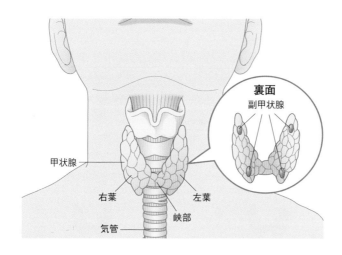

副腎

副腎は腎臓の上に乗っている三角形の内分泌腺 (中胚葉由来) である.

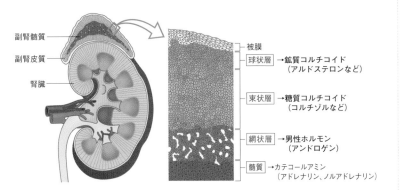

副腎髄質
副腎皮質
腎臓

被膜
球状層 →鉱質コルチコイド
(アルドステロンなど)
束状層 →糖質コルチコイド
(コルチゾルなど)
網状層 →男性ホルモン
(アンドロゲン)
髄質 →カテコールアミン
(アドレナリン, ノルアドレナリン)

副腎の副腎皮質と副腎髄質からはそれぞれ, ホルモンが分泌される.

- 副腎皮質ホルモンにはさまざまなステロイドホルモンがあり, すべてコレステロールから合成される. ステロイドホルモンは, 電解質コルチコイド, 糖質コルチコイド, 副腎アンドロゲンとまとめられる.

●副腎皮質ホルモンの種類とその作用

ホルモン (総称)	作用
電解質 コルチコイド	• 副腎皮質 (球状帯細胞) から分泌される電解質コルチコイドはアルドステロンである. • アルドステロンの分泌はレニン・アンギオテンシン・アルドステロン系により調節されている. • アルドステロンは腎臓の皮質集合管にはたらいてナトリウム (Na) 再吸収とカリウム (K) 排泄を促進する. • 体内のNa量が増加すると浸透圧により水分量も増加するので循環血液量が増加し, 血圧が上昇する.
糖質 コルチコイド	• 副腎皮質 (束状帯細胞) から分泌される糖質コルチコイドはコルチゾルとコルチコステロンである. ヒトではコルチゾルが多い. • コルチゾルはCRHとACTH分泌をフィードバック調節する. • ACTH・コルチゾルの分泌には日内変動があり, 早朝に最高, 夕方に最低になる. • コルチゾルは肝臓での糖新生の促進, 体タンパク質の異化促進, 脂肪組織からの遊離脂肪酸の放出促進, 抗炎症作用, 血清Ca低下作用などがある. • 糖質コルチコイドが過剰に分泌される病態をクッシング症候群 (病) という.
副腎 アンドロゲン	• 副腎皮質 (網状帯細胞) から分泌される副腎アンドロゲンには, デヒドロエピアンドロステロン (DHEA) とアンドロステンジオンであり, DHEAのほとんどは硫酸抱合体 (DHEA-S) である. • DHEAの男性ホルモン作用はテストステロンの約20%である. • アンドロステンジオンは末梢でエストロゲンに変換されるので, 閉経後の女性では重要なエストロゲンの供給源になる.

●ストレスとホルモンの関係

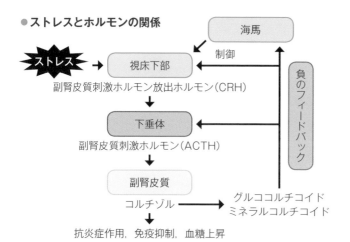

繰り返されると**負のフィードバック**機能がはたらかなくなり,消化器疾患,不眠,不安障害,うつ,がんなどのリスクが高まる.

副腎髄質

- 副腎髄質は,交感神経の節後神経細胞から発生したものであり,神経内分泌を行っている.

- 副腎髄質ホルモンには,**アドレナリンとノルアドレナリン**がある.それぞれの割合は,アドレナリン85％とノルアドレナリン15％である.

●副腎髄質ホルモンの種類とその作用

ホルモン	作用する対象	作用
アドレナリン,ノルアドレナリン	循環器系	• 心筋の収縮力を増強する. • 心拍数を増加させる. • 血圧を上昇させる. • アドレナリンは心拍数増加や心収縮力増加作用が強く,骨格筋の血管や冠状血管を拡張して血流を増加させる. • ノルアドレナリンは血管収縮による血圧上昇作用が強い.
	内臓平滑筋	• 消化管の平滑筋を弛緩させ,括約筋を収縮させる.
	エネルギー代謝	• 肝臓のグリコーゲン分解と糖新生を促進して,血糖値を上昇させる. • 膵ランゲルハンス島ではグルカゴン分泌を刺激して,インスリン分泌を抑制する. • 脂肪組織の中性脂肪分解を促進して,遊離脂肪酸の放出を増加させる. • 血糖値上昇作用はアドレナリンのほうが強い.

腎臓

腎臓からは三種類のホルモンが分泌される.

● 腎臓のホルモンの種類と作用

レニン	• 腎臓の血流が減少したときに傍糸球体細胞から分泌され,レニン・アンギテンシン・アルドステロン系を活性化する.
エリスロポエチン	• 骨髄にはたらいて赤血球の産生を促進する.
ビタミンD活性化	• 体内で産生されたビタミンD3(コレカルシフェロール)または食品由来のビタミンD2(エルゴカルシフェロール)は肝臓で25位が水酸化され25-OHビタミンDとなり,続いて腎臓で1位が水酸化され活性型の1,25-OHビタミンDとなる.

● レニン－アンギオテンシン－アルドステロン系

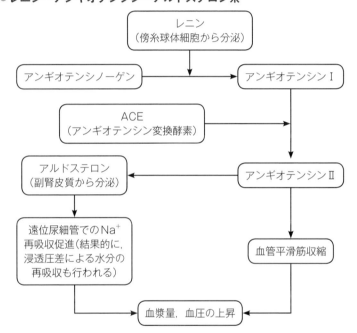

膵臓

膵臓は**内分泌**と**外分泌**のどちらも行う.

- 膵臓での内分泌は，**ランゲルハンス島**での血液中へのホルモン分泌である．血糖値を調節する．

- 膵臓での外分泌は，膵臓の分泌する**膵液**である．消化管である十二指腸へ分泌される．

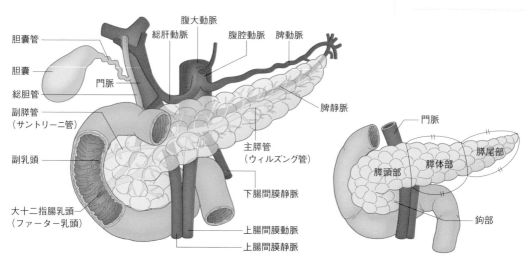

●ランゲルハンス島でのホルモン分泌

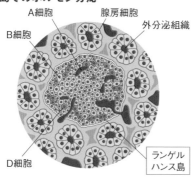

●ランゲルハンス島のホルモンの種類と作用

	ホルモン	作用
A(α)細胞	グルカゴン	肝臓のグリコーゲン分解，糖新生を促進して血糖値を上昇させる．
B(β)細胞	インスリン	筋肉・脂肪組織のグルコース取込みを促進し血糖値を下降させる．
D(δ)細胞	ソマトスタチン	グルカゴンとインスリンの分泌を抑制する．

- ランゲルハンス島は膵頭部には少なく，膵尾部に多く分布している．

- 中心部は β 細胞が占め，その周囲に α 細胞，δ 細胞が包むように分布している．

その他の内分泌器官

■ 心臓

心臓は**心房性ナトリウム(Na)ペプチド(ANP)と脳性ナトリウム(Na)ペプチド(BNP)**を分泌する．

● 心臓のホルモンの種類と作用

心房性ナトリウム (Na) 利尿ペプチド (ANP)	• 体液量が増加すると右心房から心房性ナトリウム (Na) 利尿ペプチドが分泌され，集合管からの Na^+ 再吸収を抑制することにより浸透圧利尿を引き起こして体液量を減少させる． • Na利尿ペプチドは，アルドステロンの作用に拮抗してナトリウム (Na) - カリウム (K) ポンプの活性を抑制する． • 心室機能の把握，心不全や心肥大の治療効果の確認，抗腫瘍薬，向精神薬の心筋障害の早期感知にも役立てられている．
脳性ナトリウム (Na) 利尿ペプチド (BNP)	• 脳性 Na 利尿ペプチドは，最初に発見されたのが脳であることから命名されているが，心室から分泌される．

- ANPの分泌は，心房圧による心房筋の伸展によって刺激される．ANPが高値の場合は，心房負荷や循環血漿量の増加を起こす病態が存在することを意味する．

  ※ANPは，心不全や腎不全などの重症度や治療効果を判定するとき，高血圧の病態把握，内分泌疾患のスクリーニング（ふるいわけ）などにも用いられる．

- BNPも心不全の臨床的指標として非常に有用とされるが，ANPと比較して変化率が大きい．

  例：重症の心不全ではANPよりはるかに上昇するため，心不全の指標としてはANPより優れている．

● ANP・BNPへの臨床的視点

基準値		ANP：40pg/mL 以下 BNP：20pg/mL 以下
異常な場合に 疑われる疾患	高値	本態性高血圧，うっ血性心不全，慢性腎不全，ネフローゼ症候群，クッシング症候群，甲状腺機能亢進症など
	低値	脱水状態，利尿薬の影響など

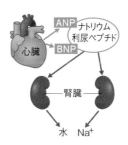

■松果体

松果体は視床の後上部の正中部に存在する小豆大の内分泌腺で, **メラトニ** **ン**を分泌する.

- メラトニンの分泌には日周リズム (昼間は抑制され, 夜間は促進される) があり, 生体の日内リズムの形成に関与していると考えられている.

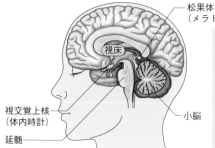

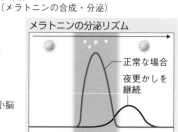

■胸腺

- 心臓と胸骨の間に存在し, T細胞を分化・成熟させる**チモシン (サイモ** **シン)** を分泌する.

- 未熟なT細胞が胸腺に入り, 胸腺内で分裂・増殖・成熟するが, 自己と 反応するクローンは除かれ, 非自己と反応する成熟したT細胞だけが血 液中に入る (T細胞の教育).

- 小児期には重さ約25gに達するが, 思春期以後しだいに退縮して脂肪 組織に置き換わる.

● 胸腺ホルモン分泌

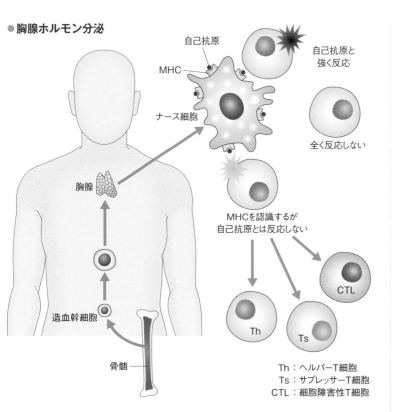

自己抗原

MHC

ナース細胞

胸腺

造血幹細胞

骨髄

自己抗原と
強く反応

全く反応しない

MHCを認識するが
自己抗原とは反応しない

Th

Ts

CTL

Th ：ヘルパーT細胞
Ts ：サプレッサーT細胞
CTL ：細胞障害性T細胞

● 胸腺ホルモンの役割

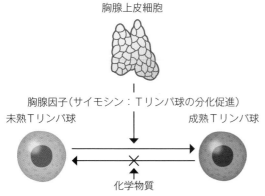

胸腺上皮細胞

胸腺因子（サイモシン：Tリンパ球の分化促進）

未熟Tリンパ球　　　　　　　　　　成熟Tリンパ球

化学物質

胸腺は思春期に最大となりその後は萎縮し続けるため
加齢に伴って特に細胞性免疫能が低下する.

MEMO

16. 生殖器系／A. 女性の生殖器系の構造と機能
B. 男性の生殖器系の構造と機能

ヒトは有性生殖を行う生物であり，男性と女性で異なる生殖器をもつ.

女性の生殖器系

女性の生殖器は内生殖器(卵巣，卵管，子宮，腟)と腟の外部にある外生殖器からなる.

- 女性のみ，生殖器は外陰ともいい，恥丘，陰唇，外尿道口，腟口，大前庭腺からなる.
  前方の恥口結合と後方の尾骨および両側の坐骨結節によって作られる区域を会陰という.

■卵巣

- 卵巣は，卵胞ホルモン(エストロゲン)と黄体ホルモン(プロゲステロン)を分泌する.

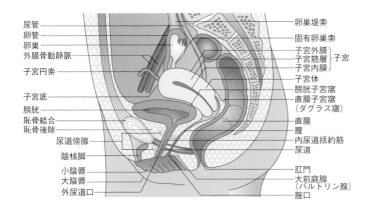

■女性ホルモン

卵巣から分泌される卵巣ホルモン(エストロゲン)と黄体ホルモン(プロゲステロン)を女性ホルモンとよぶ.

ホルモン	作用
卵巣ホルモン (エストロゲン)	・子宮内膜を増殖・肥厚させる. ・子宮頚管の粘液腺から薄い粘液を多量に分泌させる. ・卵胞を発育・成熟させ，女性の二次性徴を促進する. ・低～中等度のエストロゲン濃度はGnRH，LH，FSHの分泌を抑制する(負のフィードバック作用). ・高濃度のエストロゲンはGnRH，LH，FSHの分泌を促進する(正のフードバック作用). ・破骨細胞の活動を抑制して，骨の吸収を抑制する.
黄体ホルモン (プロゲステロン)	・子宮内膜を分泌期に維持する. ・子宮頚管の粘液腺から濃い粘液を分泌する. ・妊娠を維持し，LH，FSHの分泌抑制を介して排卵を抑制する. ・妊娠中に乳腺組織を増殖させる(エストロゲン，プロラクチンとともに授乳のための準備状態を作る). ・視床下部，下垂体に働いてGnRH，LH，FSHの分泌を抑制する(負のフィードバック作用). ・体温を上昇させる(基礎体温は排卵後に高温期となる).

■性周期

性周期は女性の性周期に生じる妊娠の準備のための周期性変化のことをいう．一般には**月経周期**ともいわれる．

- 女性の性周期は，視床下部―**下垂体前葉**―卵巣のホルモン系の調節により，**フィードバック**機構を持つ．

- 視床下部から分泌される**卵胞刺激ホルモン放出ホルモン(Gn-RH)**が下垂体前葉に作用し，**性腺刺激ホルモン(ゴナドトロピン，Gn)**である，**卵胞刺激ホルモン(FSH)**，**黄体形成ホルモン(LH)**が分泌され，卵巣を刺激する．

- **卵胞刺激ホルモン(FSH)**は卵巣に作用し，卵胞を発育させ，**卵胞ホルモン(エストロゲン)**を分泌させる．

- 月経終了から約2週間は卵胞刺激ホルモン(FSH)の作用で卵胞が成熟する．

- 卵胞から分泌されたエストロゲンは，子宮内膜を増殖・肥厚させる(増殖期)．

- 月経終了後14日目頃，エストロゲン分泌がピークに達すると，エストロゲンの正のフィードバック作用により**黄体形成ホルモン(LH)**の急激な分泌増加(LHサージ)が起こる．

- **黄体形成ホルモン(LH)**は排卵を誘発させる．

- 排卵により空になった卵胞は**黄体**となり**エストロゲン**と**プロゲステロン**を分泌する．

- 排卵により空になった卵胞は黄体となり，卵胞ホルモン(エストロゲン)と黄体ホルモン(プロゲステロン)が分泌される．

- 黄体から分泌されるプロゲステロンの作用で子宮内膜は分泌期に移行する．

- プロゲステロンは受精卵が着床するのに適した状態をつくり出す．

- 妊娠が起こらないときは，約2週間後に黄体が退化して白体となる．プロゲステロンの分泌が減少して子宮内膜を維持できなくなり，機能層の脱落が起こって月経(消退出血)となる(月経期)．

● **性周期におけるホルモンのはたらき**

	ホルモン	はたらき
視床下部	性腺刺激ホルモン分泌ホルモン（GnRh）	
下垂体	黄体形成ホルモン（LH） 卵胞刺激ホルモン（FSH）	卵胞の成熟 黄体の形成促進
卵巣	エストロゲン，プロゲステロン	

● **月経周期**

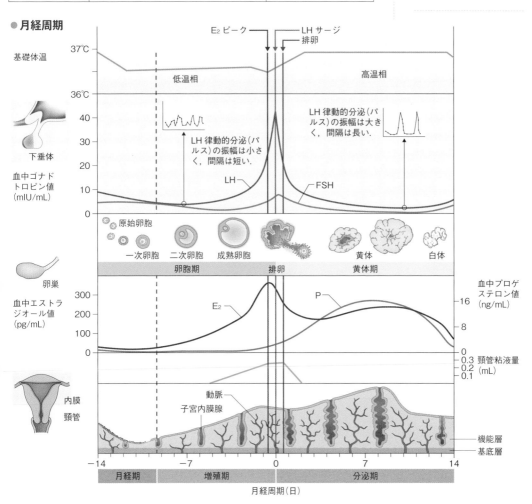

- 月経血は子宮内膜から放出されるフィブリノリジンの作用で凝固しない.

- 排卵は約4週間に1度起こる.

- 増殖期は変動が大きいのに対して，分泌期は比較的安定していることが多い.

- 卵巣がFSH，LHの刺激に反応しなくなり性周期が消失することを閉経という.

- 閉経後はエストロゲン分泌が減少するために，視床下部・下垂体への負のフィードバック作用が低下してFSH，LHの分泌は増加する.

妊娠・分娩・産褥

●胎児の発育と母体の変化

妊娠週数	胎児の変化	母体の変化
0〜3週 （妊娠1月） 受精成立⇒着床	• 0週・1週は妊娠していない. • 受精後分裂を繰り返し，桑実胚から胞胚となって子宮に着床，羊水が産生	• 子宮の大きさ，体調ともにほとんど変化がない.
4〜7週 （妊娠2月） 器官形成期	• 身長2〜3cm，体重約4g • 主要器官系（神経・循環器・消化器・骨格・筋肉など）に分化発達していく. • 脳が発達し，手足が形成され，心臓が拍動し始める. • 胎芽とよばれる.	• 月経停止，子宮：鵞卵大 • 妊娠4週〜：母体尿中hCG検出，超音波断層検査で胎嚢確認 • 基礎体温は高温持続 • 乳房腫脹，つわりの開始 • 下腹部の張り，頻尿
8〜11週 （妊娠3月）	• 身長8〜9cm，体重約30g • 胎児期に入り，ほとんどの臓器が完成する. • 外性器もはっきりする.	• 子宮：手拳大 • つわり：増強 • 乳頭：色素沈着
12〜15週 （妊娠4月）	• 身長15cm，体重約120g • 胎盤が完成，胎児は臍帯を通じて母体から栄養の補給を受けて成長する.	• 子宮：小児頭大 • つわり：治まる. • 安定期に入る.
16〜19週 （妊娠5月）	• 身長約25cm，体重約300g • 全身に胎毛が生え，爪が生え始める. • 胃・筋肉・神経が発達し，動きが活発となる. 脳の記憶力がはたらき始める.	• 子宮：成人頭大，子宮底14〜18cm • 基礎体温低下，皮下脂肪沈着 • 乳房腫大，乳頭色素沈着増 • 乳汁分泌がみられることがある. • 胎動を自覚する. 　経産婦：16〜18週頃 　初産婦：19〜20週頃
20〜23週 （妊娠6月）	• 身長約30cm，体重約650g • 皮下脂肪はまだ少ない. • 眉毛・睫毛・頭髪が生え始める. • 胎脂で全身が覆われている. • 聴覚が発達し始める.	• 子宮底：18〜20cm • 腹部のふくらみが目立つ. • 皮下脂肪増，体重が増加する.
24〜27週 （妊娠7月）	• 身長35cm，体重約1,000g • 眼瞼が上下に分かれる. • 感覚発達，味覚や明暗を感じ始める. • 27週には娩出すれば生育可能大 • 脳重量は出生時の3/4まで発達	• 子宮底：21〜24cm • お腹が大きくなったように感じる. 仰臥位が苦しくなる. • 下肢静脈瘤・浮腫が生じやすい.
28〜31週 （妊娠8月）	• 身長約40cm，体重約1,500g • 皮下脂肪が付き始めるが，まだ全身は皺が多い. 筋肉・骨格・内臓が完成 • 音の区別ができ，反応するようになる.	• 子宮底：25〜28cm • 妊娠線やシミができやすい. • 動悸や胃の圧迫感が生じる. • 子宮収縮による下腹部張り感が起こることがある.
32〜35週 （妊娠9月）	• 身長約45cm，体重約2,500g • 皮下脂肪がつき丸みをおびてくる. • 肺サーファクタント完成（34週），内臓機能ほぼ完成	• 子宮底：28〜30cm • 色素沈着が起きる. • 腰痛や浮腫が生じやすい.
36〜40週 （妊娠10月）	• 身長約50cm，体重約3,200g • 骨盤内に児頭が入り，胎動が減少 • 頭髪が濃くなり，爪は指頭を超える. • 胎脂がとれる.	• 子宮底：32〜40cm • 胎児が骨盤内に下降し，胃の圧迫感軽減. 不規則に下腹部が張る. • 膀胱が圧迫され，頻尿になる.

● 正常分娩の経過

分娩第1期	分娩第2期	分娩第3期	分娩第4期
陣痛周期が10分あるいは1時間の陣痛発作が6回以上になった分娩開始から子宮口全開大まで	子宮口全開大から胎児娩出まで	胎児娩出から胎盤娩出まで	分娩後2時間まで

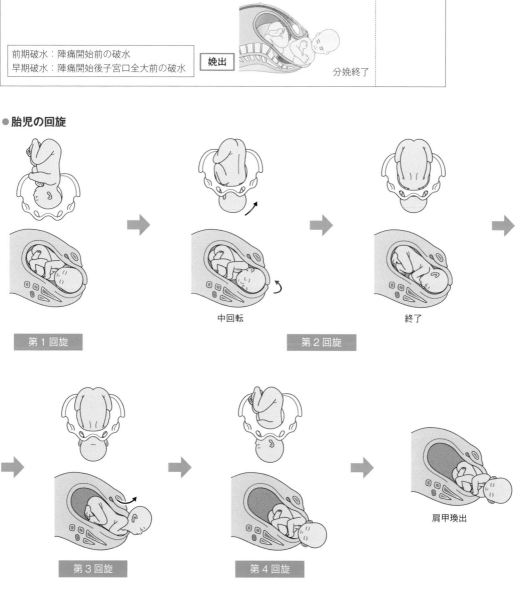

破水（適時）

排臨

産徴

発露

前期破水：陣痛開始前の破水
早期破水：陣痛開始後子宮口全大前の破水

娩出

胎盤娩出

分娩終了

● 胎児の回旋

第1回旋

中回転　第2回旋

終了

第3回旋

第4回旋

肩甲娩出

● 胎位

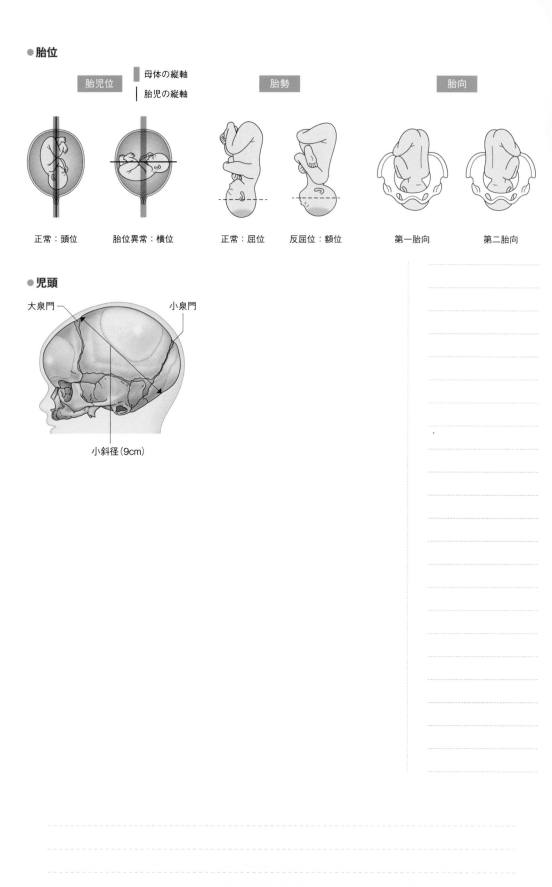

胎児位		胎勢		胎向	
■ 母体の縦軸					
| 胎児の縦軸					
正常：頭位	胎位異常：横位	正常：屈位	反屈位：額位	第一胎向	第二胎向

● 児頭

大泉門　　　　　　　小泉門

小斜径（9cm）

乳房

●乳房の構造

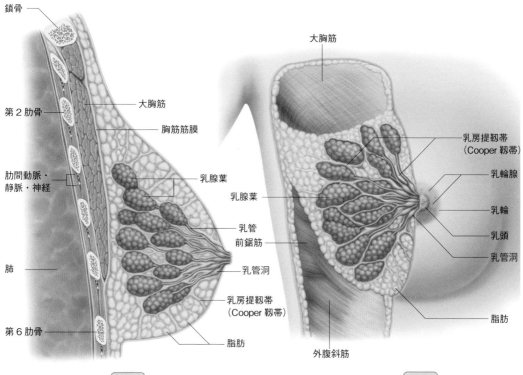

鎖骨

第2肋骨

大胸筋

胸筋筋膜

肋間動脈・静脈・神経

乳腺葉

乳腺葉

乳管

前鋸筋

乳管洞

乳房提靱帯（Cooper 靱帯）

脂肪

第6肋骨

肺

大胸筋

乳房提靱帯（Cooper 靱帯）

乳輪腺

乳輪

乳頭

乳管洞

脂肪

外腹斜筋

矢状断

正面

●乳汁の分泌

下垂体

前葉

後葉

脊髄

ACTH

オキシトシン分泌

乳管収縮

副腎皮質

フロラクチン分泌 → 乳汁産生と分泌

エストロジェン低下

胎盤娩出

児による吸啜や吸引刺激

乳房

227

男性の生殖器系

男性生殖器は，内生殖器（体内にある性器）である精巣，精巣上体，精管，射精管，前立腺と，外生殖器（体表にある性器）である陰茎，陰嚢から構成される．

■精巣

・精子をつくり男性ホルモン（テストステロン）と少量の精巣エストロゲンを分泌する．

・ライディッヒ細胞（間質細胞）は精細管の間を満たす間質に存在する細胞で，黄体形成ホルモン（LH）刺激に応じて男性ホルモン（テストステロン）を分泌する．

・セルトリ細胞は多くの精細胞を抱えるように存在していて，卵胞刺激ホルモン（FSH）の刺激により栄養やホルモンを精細胞に与えて精子形成を維持する役割を果たしている．

・セルトリ細胞はFSHの刺激によりインヒビンとエストロゲンを分泌する．

●男性ホルモン

ホルモン	作用
インヒビン エストロゲン	・下垂体にはたらいてFSH分泌を抑制する．
テストステロン	・視床下部と下垂体にはたらいて，GnRHとLHの分泌を抑制する． ・思春期頃に分泌が高まり，男性二次性徴（副生殖器の発達，体毛の発生，頭髪の生え際後退，皮脂腺発育，変声など）を促す．

●男性生殖器

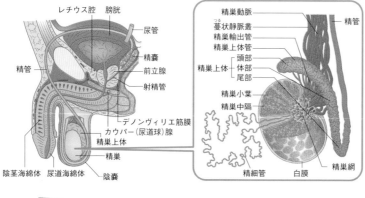

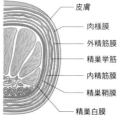

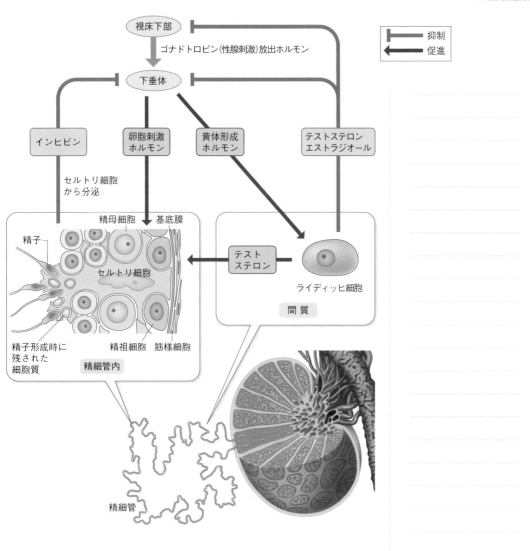

▭▶	抑制
◀━	促進

■**精嚢・前立腺**

- 精のうと前立腺は精液を産生する.

- 精嚢では，精子に栄養分を含んだ，粘り気のある精嚢液が混ぜられる.

- 精嚢液は精子が運動するために必要な多くのエネルギーを与え，さらに精子を保護する役割がある.

- 射精の直前には前立腺から分泌される前立腺液が加わる.

- 前立腺液は精管から送られてきた精子と分泌物の濃度を調整したり，精子の活動を活発化させる刺激を与えたりするはたらきがある.

16.生殖器系／C.受精と発生

受精・着床

女性の胎内に入った精子は48〜72時間生存し，その間に卵と出合うと
受精が生じる．

- 受精は通常，卵管膨大部で生じる．

- 卵は排卵後12〜24時間生存するため，受精が起こるためには性交は
  排卵前2日から排卵後24時間以内に行われる必要がある．

- 受精卵は分割しながら卵管を移動して，子宮腔内へと進み，受精後およ
  そ1週間で子宮内膜に着床する．

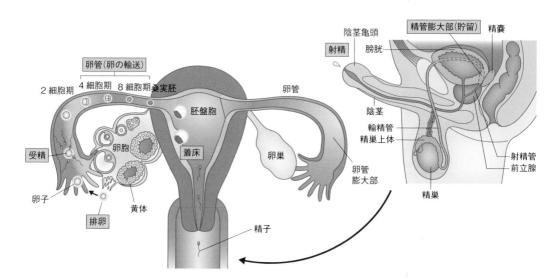

● 自然妊娠の場合

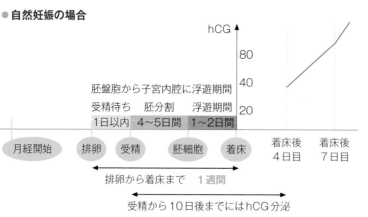

※hCG：ヒト絨毛性性腺刺激ホルモン

胚・胚葉

- 受精卵が体細胞分裂し，2個以上に細胞が増えたものを胚という．

- 受精後，4日目には16分割した桑実期胚へ，5日目には胚盤胞となる．

- 受精後2週間になると神経や皮膚になる外胚葉と消化管となる内胚葉が形成される

- 受精後3週間になると筋肉などになる内胚葉が形成される．

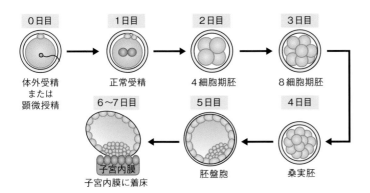

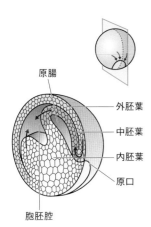

胚の分化

3つの各胚葉から各器官が**分化**する.

● 胚葉の分化

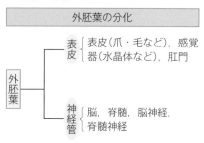

外胚葉の分化

外胚葉 — 表皮 { 表皮(爪・毛など),感覚器(水晶体など),肛門

神経管 { 脳,脊髄,脳神経,脊髄神経

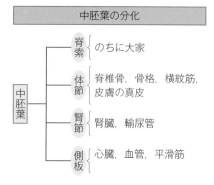

中胚葉の分化

中胚葉 — 脊索 { のちに大家

体節 { 脊椎骨,骨格,横紋筋,皮膚の真皮

腎節 { 腎臓,輸尿管

側板 { 心臓,血管,平滑筋

内胚葉の分化

内胚葉 — 腸管 { エラ,肺,肝臓,膵臓,膀胱,食道,胃,小腸,大腸などの上皮

器官の発達

- 妊娠4週〜10週の器官に重要な器官の元気が形成されるため，**器官形成期**とよばれる.

- この期間中は薬物やウイルス，放射線によって奇形を起こす可能性が高い.

- 特に，薬物の影響をうけやすい器官として，妊娠4〜7週を**絶対過敏期**とよぶ.

●各器官の発達と妊娠週数

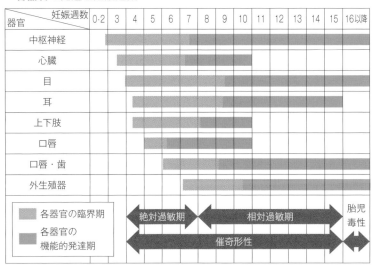

性の分化

ヒトでは受精時に**性染色体**の組み合わせによって，生物学的な男性・女性が決定する.

- 妊娠6〜7週目には性腺となる性腺原基が形成される．性腺原基は性腺となり，内生殖器となるウォルフ管とミュラー管も形成される．Y染色体をもつ場合は，テストステロンが分泌され，ミュラー管が消退し，ウォルフ管が発達し，精管や前立腺が形成される.

- Y染色体をもたない場合には，ミュラー管が発達して，卵管や子宮が形成される.

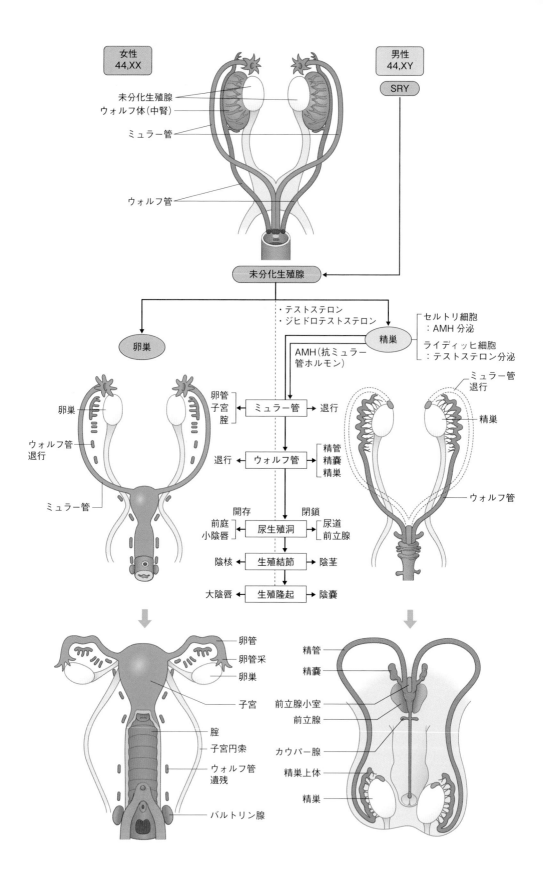

性分化異常

胎児期に**性の分化**が何らかの原因で不十分になったものを，**性分化異常**または性分化疾患という．

●性分化異常

外性器	性別不詳	性腺組織に卵巣組織と精巣組織		真性半陰陽
	男性器	アンドロゲン高値		副腎性器症候群
	女性型	膣が欠損	子宮が欠損している	膣欠損症（RKH）
			子宮が存在している	膣閉鎖症
		膣が存在	膣部が欠損している	XY睾丸女性化症候群
			膣部が存在している	①染色体XY：XY型性腺異形成 ②XO：Turner症候群 ③XX（LH-RHによる鑑別）

MEMO

17. 成長と老化／B. 老化による変化

組織および臓器の加齢変化

- 加齢によって細胞内に存在しているミトコンドリアの質が低下し，それに伴って，活性酸素を消去する酵素の量が減少し，活性酸素の除去が遅くなるため，｣細胞へ直接的にダメージを受ける機会が増え，細胞数の減少や機能の低下がみられるようになる．

- 加えて，限界まで分裂した細胞は老化細胞となり，**炎症性サイトカイン**などが分泌されていることが近年明らかになってきた．

- 加齢により蓄積される老化細胞が，臓器や組織の機能低下を引き起こし，さまざまな加齢性の疾患をもたらす誘因となっていることが考えられている．

- 腎機能の低下により総尿量は減少する．

- 膀胱の容量の減少により1回尿量も減少し，排尿回数は増加する．

- 味蕾の減少により味覚の感度は低下する．

- 筋肉量の減少によって基礎代謝が低下して低体温になりやすいが，体温調節機能が低下するため高体温も生じやすく，熱中症になりやすい．

- 外来抗原に対する抗体産生の低下と胸腺の萎縮による細胞性免疫の低下のため，易感染となりやすいが，内因性抗原に対する抗体産生は亢進し，自己免疫疾患が生じやすくなる．

- 肺機能の予備能力低下により肺活量は低下し，最大酸素摂取量減少のために息切れしやすくなる．

- 動脈硬化によって大動脈の伸展障害や弾力性低下が生じるため，収縮期血圧は上昇する．
- 拡張期血圧は上昇しないため，脈圧は増大する．

- 消化管粘膜は萎縮し，胃液の分泌量は低下するが，唾液の分泌量は変化しないといわれている．

● 老化の臨床的変化

器官系	老化に伴う正常な変化	影響
大脳	血流量の減少	失神しやすくなる.
	各種化学物質の減少 中枢神経系機能の低下	錯乱状態におちいりやすい.
		精神機能の低下（70歳ぐらいから記憶力が急激に低下）
眼	レンズの硬直	老眼（近くが見にくくなる. 40代から自覚が始まる）
	網膜の光に対する感度の低下	暗いと見えにくい.
	瞳孔の反応速度の低下	明るさの変化に対応できない.
耳	高周波の音（高音域）を聞く能力の低下（老人性難聴）	声を認識しにくくなる.
口	味蕾の減少	味が損なわれる.
嗅覚	嗅覚の低下	食べ物の味がわかりにくくなる.
心臓	心拍の加速度の低下 最大血液拍出量の低下（20代から80代にかけて40%減少） 心筋の硬直	失神しやすい. 激しい運動ができない. 心不全がおきやすい.
血管	動脈壁の肥厚	収縮期血圧が上昇する（20代から75歳くらいまでに20〜25mmmHg上昇）.
肺	呼吸ごとの空気輸送量の減少 血液への酸素移行量の減少	激しい運動ができない. 高地で呼吸がしにくい.
肝臓	肝臓の萎縮 酵素系の活性の低下	薬の効果が持続する. 薬物濃度の上昇による副作用.
腎臓	腎臓の萎縮	薬の効果が持続する，腎性貧血，高血圧.
	尿濃度の低下（尿濃縮力の低下） 塩分排泄能力の低下	脱水症状を起こしやすい. 塩分濃度の上昇.
膀胱	膀胱筋力の低下 排尿を遅らせる能力の低下	排尿が困難になる. 失禁
大腸	便を排出する能力の低下	便秘
皮膚	皮下脂肪の減少	しわが目立つ.
免疫系	抗体産生の低下，胸腺の萎縮による細胞性免疫の低下	易感染性
代謝	食後の血糖値の上昇 体脂肪の増加	糖尿病傾向，糖尿病リスクが増加する. 脂質異常症，動脈硬化.
	カルシウム吸収量の低下	骨粗鬆症
男性 生殖器	前立腺肥大	排尿困難
	テストステロンの低下，陰茎への血流低下	勃起不全
女性 生殖器	エストロゲン産生の低下	冠動脈疾患，骨粗鬆症のリスク亢進，体がほてりやすくなる，外陰炎，膣炎.
	乳房の脂肪の減少，線維の増加	乳癌の鑑別が困難
	骨盤底筋群の筋力低下	腹圧性尿失禁，子宮脱
血液	赤血球産生の低下	貧血

代謝機能の加齢変化

- 加齢に伴って細胞数が減少するため，すべての機能は低下し，筋肉細胞数が著しく減少するため，基礎代謝量も低下する．

- 筋肉量が減少し，脂肪組織の割合が増加するために，インスリンの抵抗性が増大する．

- インスリンの抵抗性が増大すると，インスリンに対する反応が悪くなり，かつ，加齢によりインスリン分泌量が低下するため，血糖値のコントロールがうまくできなくなる．

- とくに食後に高くなった血糖値をコントロールするインスリンの追加分泌が低下するため，食後血糖値は上昇しやすくなる．

MEMO